養生先養腎

調理臟腑精氣足

陳豔　主編

前言

中醫認為：腎為先天之本、生命之源。受精卵在母體的子宮內着床後，最先形成的臟器就是腎，有了腎之後才開始長出骨頭，骨頭長出之後人的五臟六腑才被包裹起來，然後一點一點生長發育。可以説，沒有腎的形成，生命將無從談起。

而腎虛是百病之源，腎虛日久可導致人體五臟六腑陰陽失衡，出現代謝失調，此時疾病便容易乘虛而入，威脅人體健康。腎虛還會引起男性精子數量不足、精子的成活率降低，也會引致女性出現月經不調、排卵障礙，最終可能導致不孕不育。

腎臟健康與否，決定了我們是不是能健康、能長壽。因此，養腎對我們每個人來說都是非常重要的，養腎就是在養命。到底應該如何養腎呢？應該多聽聽專家的指導，專家的指導能讓大家更簡單、直接、高效地吸收養腎知識，更好地保護腎臟的健康。

本書中，專家細緻地教大家從食療、運動、按摩、刮痧、艾灸、拔罐、日常生活調養、五臟調養等多個方面來養腎，也會針對不同性別來講解。其中既有熱水泡腳、叩齒、走貓步、踮腳等簡單、實用、安全、有效的養腎小方法，還有做上數日不重複的菜式、湯羹、主食等養腎食療方，讓大家輕鬆養腎。

願本書能幫助大家趕走腎虛養好腎，不讓腎病發生，讓腎臟健健康康地陪你到老，樂享生命每一天！

目錄

第五章

中醫理療養腎
簡單有效，用了離不了

第六章

調好五臟養好腎
健康長壽生病少

第八章

男人這樣養腎
身強體健魅力足

第一章

腎為先天之本

養生先養腎

中醫認為：腎為人體先天之本、生命之源，
是上天賦予我們每個人的健康「本錢」。
腎臟健康與否，決定了人是不是能健康長壽。
所以，想要健康長壽，
就要先學會保養我們的先天之本——腎。

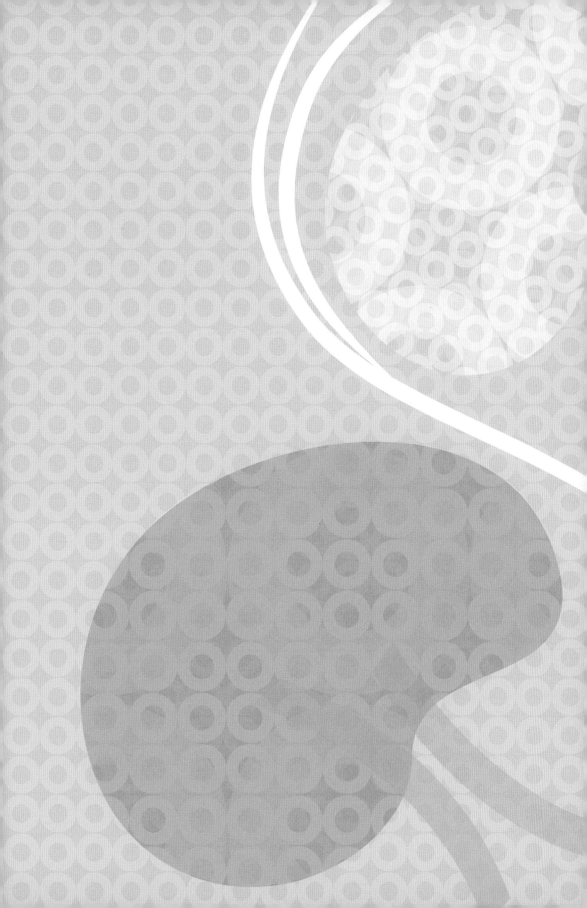

看看你的腎健康嗎?

　　腎臟是人體最重要的排毒器官,人體80%的毒素是通過腎臟排出的,及時排出體內毒素是健康大法。醫學實驗證實:人不吃飯能活20天,腎臟不排毒,人只能活5天。可見腎臟健康對於我們每個人來說是多麼的重要。下面是一組小測試,請根據你最近1～2周的身體情況如實回答「是」或「否」,自我檢查你的腎臟是否健康吧。

1.　早晨起床時,臉或眼睛是否浮腫?

2.　在正常喝水的情況下,夜裏的排尿次數是否多於3次?

3.　站着超過1小時腿會有發軟的感覺嗎?

4.　梳頭或洗頭時,頭髮是否會大量脫落?

5.　常出現耳鳴嗎?

6.　非常容易累,總想閉目養神,注意力無法集中?

7.　腳跟總是會無緣無故地疼痛,有時清晨醒來甚至痛到腳跟不敢着地?

8.　是否總感覺困,卻又入睡困難,好不容易睡着了,又容易醒?

9.　是否有排尿無力、淋漓不盡或遺尿的情形出現?

10. 會出現經期延遲、月經量稀少嗎?

11. 是否容易健忘?

12. 膝蓋是否常感覺發冷、酸軟、疼痛?

13. 有牙齒鬆動、牙齦腫脹的症狀嗎?

14. 在不拿重物的情況下,上到三樓就有兩腿無力的感覺嗎?

評析:

* 回答「是」不超過3個,表明你的腎氣足、腎臟比較健康,應繼續保持良好的生活習慣;

* 回答「是」在3～5個,表明你最近可能因為熬夜等不健康的生活行為引起腎臟小小的抗議,建議及時糾正,不要掉以輕心、等閒視之;

* 回答「是」在5～7個,說明你已經出現輕度「腎虛」的症狀,應引起重視,注意調理;

* 回答「是」在7個以上,表明你的腎臟多半已經受到傷害,應儘快去醫院做個尿液測試。

腎為何被稱為「先天之本」

中醫的觀點「腎為先天之本」是與「脾為後天之本」相對而論的，數百年來，被後世醫家廣泛引用。那腎為何被稱為「先天之本」呢？我們應該怎麼理解呢？

「腎為先天之本」說法的來源

明代醫家李中梓在《醫宗必讀‧腎為先天脾為後天本論》中，明確提出「腎為先天之本」，認為「腎」先他臟而成，並對他臟的形成起着決定性的影響。

腎主藏精

中醫認為「腎主藏精」，精是什麼？精是精氣，是維持生命最基本的物質，也是人體生長發育及各種功能活動的物質基礎。《素問‧金匱真言論篇》中記載：「夫精者，生之本也。」精氣包括「先天之精」和「後天之精」。「先天之精」是來自父母的生殖之精，與生俱來，是構成胚胎發育的原始物質；「後天之精」來源於日常生活的飲食營養，然後經脾胃消化吸收而形成，滋養着全身的臟腑和組織器官，是維持生命的物質基礎。二者雖然來源不一，但同歸於腎，相互依存、相互為用：先天之精只有依賴後天之精的不斷滋養才能得以充盈，後天之精的產生也離不開先天之精的溫化促成，二者相互依存，儲藏於腎，組成腎中精氣。

腎主一身之陰陽

生命的本原物質——元陰和元陽藏於腎中，元陰、元陽又叫腎陰、腎陽。五臟六腑的陰都靠元陰（腎陰）滋養，五臟六腑的陽都靠元陽（腎陽）溫養；而元陰和元陽則是秉承先天，也就是從父母那裏遺傳而來的一種先天物質。元陰、元陽不僅能促進人體的生長發育與生殖，而且具有保衛機體、防止邪侵的作用。元陰與元陽是五臟陰陽的根本，二者相互依存、相互制約，共同維繫着腎及全身陰陽的協調平衡。因此，中醫理論和治療疾病離不開陰陽的平衡，可見腎為人體一身陰陽之根本，所以被稱為「先天之本」。

腎臟的位置及功能

瞭解腎臟的位置及功能，不但對保養腎臟有益，而且更有助於對早期的不適產生警覺。

腎臟的位置

腎位於人體背部，腰部脊柱兩側，緊貼腹後壁，居腹膜後方。左腎上端平第11胸椎，其後方有第11、第12肋斜行跨過，下端與第2腰椎平齊；右腎上方與肝相鄰，位置比左腎低大約1.5厘米，右腎上端平第12胸椎，下端平第3腰椎，第12肋斜行跨過其後方。腎臟形如蠶豆，左右各一個，正常成人腎臟大小因人而異，左腎略大於右腎。一般而言，正常成年男性的腎臟平均長10厘米，寬5厘米，厚4厘米，平均重量為130～150克；女性腎臟的體積和質量均略小於同齡的男性。

腎臟的主要功能

排泄人體代謝產物及進入人體的有害物質

人體時時刻刻都在新陳代謝，在這個過程中必然會產生一些人體不需要甚至是有害的廢物，絕大部分廢物都會由腎臟排出體外，從而維持人體的正常生理活動。因此，一旦腎臟出現了問題，這些對人體有害的物質就不容易從身體內排出，廢物在體內長時間積聚，就會引起各種病症。

促進紅血球生成

腎臟可以分泌一種叫做紅血球生成素（EPO）的激素，它能夠刺激紅血球生長，糾正貧血。正常生理情況下，當人體組織缺氧出現貧血時，就會從腎內釋放紅血球生成素進入血液循環，刺激骨髓內紅系幹細胞，促進其生長為成熟紅血球，並使其帶氧能力增強，從而改善貧血狀況。當腎功能嚴重受損、腎臟不能產生促紅血球生成素時，骨髓常顯

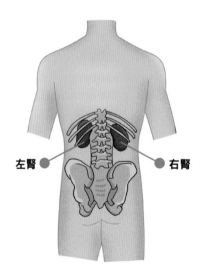

左腎　　　　　　　　右腎

示抑制狀態，通常會表現出核細胞減少、紅血球成熟障礙等。

調節人體酸鹼平衡

我們每天吃進的蛋白質、糖類、脂肪等，其代謝產物大多是酸性物質，也有少量鹼性物質。腎臟能將人體代謝過程中產生的過多酸性物質通過尿液排出體外，並控制酸性和鹼性物質排出的比例，以保持和調節人體內的酸鹼平衡。很多腎病患者出現酸中毒，是因腎臟失去維持體內酸鹼平衡的功能所造成的。

調節血壓

腎臟會通過排泄水分的方式來降低血壓，還可以通過其內分泌功能調節血壓，腎臟分泌的腎素具有升壓作用，分泌的前列腺素具有降壓作用，在正常生理狀態下，一個升壓系統，一個降壓系統，二者對立統一，從而維持人體正常的血壓。當腎臟發生病變後，水的排泄功能受損，過多的水留在體內會升高血壓，同時腎素的分泌量會增多，也會導致高血壓，因此，患有腎病的人一般血壓都高。

生成尿液

生成尿液是腎臟的主要功能。腎小球每天濾出的原尿約為180公升，腎臟根據身體內所需水分的多少調節腎小管回吸收的量，然後排出多餘的水分，從而保持了人體體液的出入平衡。

尿液的生成過程

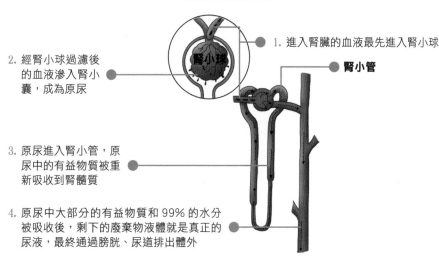

2. 經腎小球過濾後的血液滲入腎小囊，成為原尿

1. 進入腎臟的血液最先進入腎小球

腎小管

腎小球

3. 原尿進入腎小管，原尿中的有益物質被重新吸收到腎髓質

4. 原尿中大部分的有益物質和 99% 的水分被吸收後，剩下的廢棄物液體就是真正的尿液，最終通過膀胱、尿道排出體外

腎與耳朵、二陰、骨、頭髮、唾液有密切聯繫

腎臟與人體的耳朵、骨骼、頭髮、唾液及二陰，存在着一定的生理關係。即腎的健康決定着它們功能的健康，它們的功能狀態不佳，則説明腎臟不夠健康。

腎與耳朵的關係

中醫認為：腎開竅於耳。意思是説，耳朵的聽覺功能，依賴於腎中精氣的充養；腎中精氣不足，髓海空虛，耳失所養，就會出現耳鳴、聽力減退，甚至耳聾；如果腎中精氣充盛，髓海得養，聽覺就靈敏。生活中我們會有這樣的體會：比如長輩，他們身體好的時候，耳聰目明；身體出現疾病時，腎氣不足，聽力會突然下降，尤其是中老年人會更加明顯。

此外，還可以通過耳朵的色澤傳遞腎臟的健康信息。耳朵的膚色紅潤並有光澤，是腎氣充盈的表現；耳朵膚色發白、無光澤，通常提示腎陽不足；耳朵薄而乾枯，耳色發黑，是先天腎陰不足的耳象。如果午後經常耳紅面赤，則是腎中虛火上炎所致，這種現象往往出現在更年期的女性中。

腎與二陰的關係

中醫認為：腎開竅於二陰。二陰，即前陰（包括外生殖器、尿道外口）和後陰（肛門）的總稱。前陰是排尿和生殖器官，後陰是排大便的通道。腎開竅於二陰，説明腎和生殖及大小便有一定的關係。

人的生殖功能也由腎所主管。腎精氣充足，則生殖能力強；如果腎精氣不足，女性可見月經不調、不孕不育等與生殖有關的問題，男性可見陽痿、早洩、滑精等病症。

另外，人體大小便的排泄，也與腎的氣化作用有關。如果腎陰不足，可出現大便乾燥；如果腎陽虛，脾失溫煦，水濕不運而致大便溏泄；腎氣不足，會導致小便不利、小便量少。

腎與骨的關係

中醫認為：腎主骨。簡單地說，就是腎精能夠生髓，而髓能養骨，故稱「腎主骨」。一個人的腎氣充足，則骨質堅固、健康強壯；如果腎精虧虛，骨髓就會「化生無源」，造成骨髓減、骨枯。幼兒骨骼發育不良，生長遲緩；成年人腰膝酸軟，容易生病；老年人步履蹣跚、骨質疏鬆，都是腎氣不足對骨骼造成不良影響的結果。

另外，腎臟是體內礦物質代謝的重要器官，而骨是人體最大的礦物質儲存處。腎在礦物質代謝方面主要是鉀、鈣、磷、鎂、鈉的代謝，其中鈣和磷與骨的關係最為密切。鉀、鈣、磷、鎂、鈉這些礦物質在骨鹽沉積的過程中，影響軟骨鈣化而對骨的強壯起着重要作用。

牙齒也與腎有關。中醫認為：「齒乃骨之餘」。牙齒是骨的延續，也依賴於腎中精氣的充養：腎中精氣充沛，牙齒堅固而不易脫落；腎中精氣不足，牙齒易鬆動，甚至過早脫落。

腎與頭髮的關係

中醫認為：腎，其華在髮。頭髮的營養來源於氣血，而其生機則根於腎。人體腎精充足，頭髮則外觀正常，表現為濃密、烏黑、柔潤、光亮；反之則稀少、枯黃、沒有光澤。

人的一生中，頭髮的盛衰和腎氣是否充盛關係非常密切。幼兒和青少年腎氣充盈，頭髮營養充足，生長較快，頭髮濃密、烏黑而且有光澤；中年人腎氣開始逐漸衰減，髮質枯黃，頭髮脫落的多，生長的少，還有一些人甚至過早脫髮；老年人腎氣不足，頭髮逐漸稀少、變白，失去光澤。

生活中，有的人久病體虛，腎氣外泄，氣血不足，頭髮因此缺乏營養，過早脫落；有的人頭髮本來很好，但得過一場大病之後，頭髮會突然大量脫落，變得稀少乾枯，這就是腎氣不足導致的。

如果一個人頭髮枯槁，大量掉頭髮，或者過早變白，可以從腎而治，宜補腎益氣。

腎與唾液的關係

中醫認為：唾為腎液，唾液是由腎精所化生出來的，將口中的唾液咽下去有滋養腎精的作用。在正常情況下，人們口中的唾液量是比較適中的，既不會覺得口中乾燥，也不覺得口水過多；但是，一旦腎虛了，就會出現口水過少或者過多的現象。

腎病的早期症狀

　　腎臟是人體中的重要器官，如果腎臟出現了問題是非常麻煩的事情。瞭解腎病的早期症狀，可以做到早發現、早治療，對保持腎臟健康大有裨益。

小便有泡沫

　　尿裏有泡沫的原因有很多，腎病也會引發這一現象。如果尿液表面漂浮着一層細小的泡沫，且久久不散，則很可能是蛋白尿。蛋白尿是腎病的一個重要症狀，腎炎最早期的症狀就是尿液中出現尿蛋白。

渾身乏力

　　腎功能不好時，身體內的很多廢物不容易從尿裏排泄出去，就會出現疲勞、乏力等沒勁的感覺。另外，蛋白質等營養物質從腎臟漏出，通過尿液排出體外，也會讓人感覺提不起勁。

血壓升高

　　腎臟具有調節血壓的功能，當腎功能受損，其排泄體內水、鹽的功能會減弱甚至喪失，造成水鈉在體內瀦留，導致血容量增多引起高血壓。此外，腎臟發生病變後會使人的交感神經興奮，這也是引發高血壓的因素之一。

皮膚瘙癢

　　腎臟發生病變後，腎臟排泄廢物的能力變弱，體內的尿素不容易從尿液排出，就會通過皮膚排泄，從而刺激皮膚而發癢。另外，腎臟排毒功能減弱後會使身體內的毒素累積，導致周圍神經病變，也會引起皮膚瘙癢。

食慾差

　　當腎功能出現問題時，尿素、肌酐等毒素就會逐漸在人體內蓄積並刺激胃腸道，進而出現食慾不振、上腹飽脹等症狀；還有許多人會出現消化道症狀，尤其是因為胃腸道水腫，引發不思飲食等消化功能紊亂的症狀。可以說食慾差是不少腎病患者就診時的首發症狀。

水腫

　　腎臟是人體排泄水分的器官，腎不好，多餘的水分就會在體內蓄積。腎病早期往往會出現眼瞼、顏面以及下肢水腫，有的人甚至會表現為全身浮腫、體重突然增加，且浮腫不易消退。

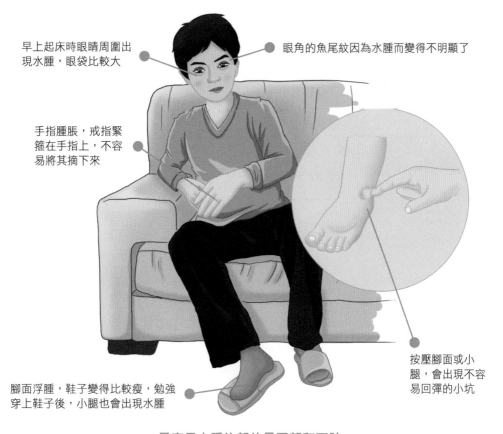

早上起床時眼睛周圍出現水腫，眼袋比較大

眼角的魚尾紋因為水腫而變得不明顯了

手指腫脹，戒指緊箍在手指上，不容易將其摘下來

按壓腳面或小腿，會出現不容易回彈的小坑

腳面浮腫，鞋子變得比較瘦，勉強穿上鞋子後，小腿也會出現水腫

最容易水腫的部位是面部和下肢

　　瞭解了以上腎病的早期症狀，在這裏還要鄭重地提醒大家，還有一部分人，在腎臟發生病變時身體不會出現任何不適症狀，當出現症狀時病情通常已經發展到了晚期。所以，即使身體沒有什麼不適症狀，也應每年定期去做一次尿液測試。這對腎病的早發現、早治療意義重大。

腰疼就是腎病嗎

　　腎病可以引起腰疼，但腰疼並不一定就是腎病。

腎病引發腰疼的判斷

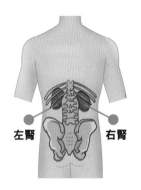

左腎　　　**右腎**

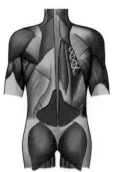

背部肌肉圖

　　判斷自己的腰疼是不是由腎病引起的，可以這樣做，把一隻手放到後背如圖所示的左腎或右腎的位置，手心朝外，然後另一手握成拳，隔着手心輕輕叩擊。如果沒有疼痛感，説明你的腰疼不是腎病引起的；如果有疼痛感，通常説明你的腰疼是由腎積水、腎結石、腎盂腎炎等腎臟疾病引起的。

與腎無關的其他腰疼

腰肌勞損

　　腰肌勞損是指腰部肌肉、筋膜與韌帶等軟組織的慢性損傷。腰肌勞損最常見的表現是腰部酸脹痛，疼痛部位是背部肌肉圖所示塗紅色的區域。一般疼痛感在勞累時加重，休息時減輕，適當活動和經常改變體位時減輕，活動過度又加重；受寒後疼痛感會加重，遇熱後痛感可緩解；用拳頭輕捶後痛感會緩解。

骨骼疾病

　　引起腰痛的骨骼疾病以椎間盤突出最多見，這類人大多有扭傷、撞傷等外傷史，在彎腰、翻身或腰部用力時會出現劇烈痛感，通過X光、CT或核磁共振檢查可以確診。

婦科疾病

　　盆腔炎、附件炎等婦科疾病引起的腰疼部位通常在腰骶部（如圖中人物兩手所處的位置即為腰骶區域），一般症狀為酸痛、脹痛、墜痛。當引起腰疼的婦科疾病治癒或緩解後，腰疼也會跟着消除或緩解。

容易被忽視的傷腎因素

為了保護好腎臟，大家對以下的「傷腎」因素一定要引起高度重視。

受涼

人受涼時體內的血管會收縮，包括腎臟動脈也會收縮，導致輸送到腎臟的血液量減少，使腎臟處於缺血狀態，嚴重影響腎臟功能；受涼時引起的血管收縮還會使血壓升高，而高血壓是誘發腎病的重要因素之一。因此，寒冷的冬季，當我們從溫暖的室內走到寒冷的室外時，一定要注意保暖，防止受涼。

另外，炎熱的夏季不要貪涼，不宜將空調溫度調得太低，以免受涼感冒而傷腎。在無法調節空調溫度的場合，要多穿些衣服或拿毛毯蓋住身體；不要長時間呆在空調房中，長時間開空調的房間通常處於缺氧狀態，空氣中二氧化碳、有毒粉塵的含量往往過高，會誘發腎等器官的免疫功能下降，長期發展下去，就可能引起腎炎。

過量飲用碳酸飲料

汽水等碳酸飲料中的咖啡因容易導致血壓升高，而血壓過高是傷腎的重要因素之一；碳酸飲料中含有比較多的色素、添加劑等化學成分，會在一定程度上加重腎臟的負擔；碳酸飲料普遍呈高度酸性，飲用後會使人體內的酸鹼度（即 pH 值）明顯下降，腎臟是調節人體酸鹼度的主要器官，長期過量飲用碳酸飲料會給腎臟帶來負擔，增加腎臟損傷的機會率。所以，儘量不喝碳酸飲料，每天飲用 8 大杯白開水，可稀釋尿液，保護腎臟，有利於促進體內的廢物和毒素排出。

肥胖

身體肥胖的人患腎病的機會率要比體重正常的人高 50%。一項最新的醫學研究顯示，年輕時期超重的人，日後老年期患腎臟疾病的風險會大大增加。另外，肥胖的人患糖尿病、高血壓、高血脂症等慢性病的機會率較高，而這些慢性病如果控制不好，時間長了容易破壞腎臟的毛細血管，可間接引發腎病。因此身體肥胖的人應積極減肥，將體重控制在標準體重的範圍內。健康減肥有三大法寶：管住嘴、邁開腿、放寬心，這三者缺一不可。

通過尿液發現腎病的蛛絲馬跡

每天排尿時仔細多看幾眼，有助於從中捕捉到腎臟疾病的蛛絲馬跡，從而防患於未然。

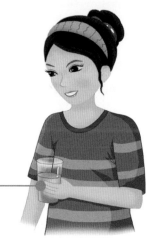

尿液的顏色

尿液測試杯 ———

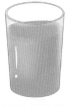

尿液呈淺黃色或淺黃褐色——是健康的尿液

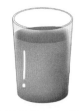

尿液呈紅色、紅褐色、茶褐色，並且渾濁——這是血尿，通常由腎結石、腎結核、急性腎炎、突發性腎出血、腎癌等引起

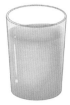

尿液呈白色渾濁狀——通常由膀胱炎、腎盂腎炎等引起

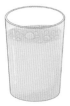

尿液中含有肥皂水樣的泡沫——這是蛋白尿，通常是腎小球、腎小管出了問題

尿液的氣味

人正常的尿液幾乎是沒有異味的，剛剛排出體外的尿液因含有氨基酸代謝成分，會產生一點點異味。尿液出現異味時需要特別注意，這往往在提示你患上了與腎臟相關的疾病。

帶有刺鼻臭味的尿液

膀胱炎

帶有酸酸甜甜異味的尿液

糖尿病

排尿次數及排尿量

正常人平均每天排尿4～5次，超過則可視為尿頻。但這也只是個平均值，不排除出現個體差異的情況。尿頻多由與腎臟相關的膀胱炎、尿道炎、男性前列腺炎等疾病引起；夜尿頻多大多與腎功能不全有關。另外，排尿量會隨着喝水量的變化而發生較大的變化。當排尿量和排尿次數與平日相比發生很大的變化時就要特別注意，最好到醫院去做一次尿液測試。

排尿量	正常	800～1500毫升
	多尿	3000毫升以上
	少尿	400毫升以下
	無尿	不足100毫升

注：多尿通常與腎小管及腎間質病變、內分泌代謝障礙和體內某些物質(如葡萄糖等)從尿中排泄過多有關；少尿和無尿多數與腎衰竭有關。

關於尿液的一些疑問

Q: 什麼是假性血尿？

A: 假性血尿是指其他部位的血污染了尿液造成的，比如經血或痔瘡出血，或由於某些藥物、新陳代謝異常及某種血液病造成的尿的顏色改變。

Q: 尿中有蛋白就一定是患了腎病嗎？

A: 不是所有的蛋白尿都是由腎病引起的。皮疹、關節痛、淋巴結腫大、低熱都可能誘發蛋白尿，而部分心臟病患者和中風患者，在病情突然發作前，尿中也會出現蛋白。此外，一些生理上的因素也會引起蛋白尿，比如發熱、高溫、受寒、精神緊張、劇烈運動、吃了較多蛋白質類食物等，而腎臟並沒有器質性的病變，這種情況不用太緊張。

Q: 哪些因素可能引起尿液顏色的改變？

A: 喝水多，尿會是淺黃色；喝水少，尿會是深黃色。尿色深黃，也可能是吃了很多胡蘿蔔、木瓜等食物。有些藥物可以引起紅色尿，如利福平(Rifampicin)、苯妥英鈉(Phenytoin sodium)、氨基比林(Aminophenazone)、酚紅(Phenolsulfonphthalein)等。另外，一些藥物如瀉藥、化療藥物等也會引起尿液顏色的改變。

解讀腎虛

腎虛是一個中醫術語，它是指由腎精、腎氣、腎陰、腎陽不足所產生的諸如頭暈耳鳴、精神疲乏、腰背酸痛、健忘脫髮、女子不孕、男子不育等多種病症的一個綜合性概念。

引發腎虛的原因

先天稟賦不足

是指生下來時就身體虛弱，造成腎精虧虛。原因主要有：父母在體弱、精血虧虛時孕育胎兒；在懷孕期間，沒有很好地調養，而使胎氣不足等。

飲食失調

長期營養不良，腎精不能得到有效補養，日久則虛。還有就是鹹食、寒涼食物等傷腎食物吃得過多。

濫用壯陽藥物

濫用壯陽藥物可導致性慾亢奮，容易引起房勞過度，從而使腎精流失過多，腎陰、腎陽因之虧損而致腎虛。

生活習慣不健康

嗜好煙酒，作息不規律，過度勞累，喜歡沉溺於夜生活，都會傷腎而導致腎虛。

情志失調

中醫認為，情志與健康息息相關。情志失調對腎臟的損害是很大的，既可直接影響腎的功能，也可先影響其他臟腑而後累及於腎，導致情志失調型腎虛證。生活中宜保持心態安靜平和，忌煩躁。

我們在幼年和壯年的時候，通常腎氣盛、腎精充足，但隨着年齡的增長，中年之後人體腎精自然衰少，從而引發腎精自衰。想讓腎精減慢自衰的速度，就要保持健康的生活習慣。

腎虛的分型

腎虛的類型	概念	症狀
腎陰虛	是指腎的陰液不足，滋養及濡潤功能減弱的病症	潮熱盜汗、口乾舌燥、舌紅少津、咽乾顴紅、頭暈耳鳴、失眠多夢、腰酸腿軟、尿黃便乾等
腎陽虛	是指腎中陽氣不足，溫煦功能減弱的病症	畏寒怕冷，手腳冰涼、面色蒼白、舌淡苔白、腰膝冷痛、尿頻、小便清長、性慾減退、陽痿早洩
腎氣虛	是指腎中元氣不足，生理功能減弱的病症	倦怠無力、氣短自汗、面色白、聽力減退、女子帶下清稀、男子滑精等
腎精虧虛	是指腎的精氣虧損，不利於臟腑功能調節的病症	神疲健忘、眩暈耳鳴、舌淡苔少、腰膝酸軟、性功能減退、男子精少、女子提前絕經、過早衰老等
腎不納氣	是指腎氣虛衰，腎不納氣（中醫認為腎主納氣），氣上逆所引起的呼吸不暢的病症	精神疲憊、聲音低怯、咳時遺尿、面色浮白、久病咳喘、呼多吸少、上氣不接下氣、自汗等

腎虛的幾大誤解

誤解一：補腎就是壯陽

補腎和壯陽不是一回事。如果需要補腎，應判斷一下自己是腎陽虛還是腎陰虛，或者是其他腎虛類型，應辨證進補，缺什麼補什麼，多了什麼去掉什麼，不然會適得其反。舉例來說，比如你如果是腎陰虛，吃了壯陽的藥物，會使腎陰更加虧虛，甚至引發各種病症。而壯陽藥物是用來治療腎陽虛的。

誤解二：補腎就是常服六味地黃丸

六味地黃丸可以補腎，它以滋補腎陰為主，由此可以看出，六味地黃丸只適用於腎陰虛者（腎陰虛的典型症狀是潮熱、盜汗、手足心熱、口燥咽乾）。其他類型的腎虛者不適宜服用，不然只會使現有的不適症狀加重。一說補腎，就服用六味地黃丸是不科學的，應在中醫師的指導下辨證調理。

誤解三：腎虛就是腎臟有病

腎虛與腎病不是一回事，中醫所講的「腎虛」，與西醫講的「腎病」，是兩個不同的概念。中醫所說的腎涉及西醫學內分泌、免疫、泌尿、生殖、呼吸、血液、神經、運動等多個系統，腎虛並不是指腎臟有了什麼疾病，只是人體內臟功能失調的概念；而西醫所說的腎就是單指腎臟這個器官，腎臟有了病變就是腎病。因此，腎虛並不等於腎臟有病。

腎功能檢查宜忌

常見的腎功能檢查主要包括尿液測試、血液檢查、腎超聲波檢查等，做這些檢查時的一些宜忌大家一定要清楚，這樣才能確保檢查結果的準確。

尿液測試

【宜】

✓ 收集的尿液要及時送檢，不要超過30分鐘，放置過久易發生變化，還易被污染，影響化驗結果。

✓ 宜用早上第一次的小便做尿液測試，因為經過一夜的睡眠後，人的尿液趨於濃縮和酸化，其中所含的血細胞、上皮細胞及管型等有型成分保存較好，能更準確地反映腎功能。

✓ 為防止被尿道口前端藏匿的雜菌或細胞污染，收集尿液時應將前段尿液排除，儘量接取中段尿液。一般來說，排尿1秒鐘後的尿液基本上就可以算做中段尿了。

✓ 女性做尿液測試前宜注意清潔外陰，避免白帶混進尿液中，如尿沉渣檢查發現有大量多角形上皮細胞，可能為混入白帶所致，宜收集清潔尿標本重檢。

【忌】

✗ 女性經期不宜做尿液測試，不然尿液中會混有紅血球，使尿液測試結果不準確。

✗ 尿液測試前不宜服用避孕藥或皮質類固醇、腎上腺反質激素等藥物，會引起尿糖。

✗ 尿液測試前不宜服用抗生素，會增高血液中尿酸濃度，影響對化驗結果的判斷。

血液檢查

【宜】

✓ 抽血前一天的晚上應睡眠充足。

✓ 抽血當天，宜穿袖口寬鬆的衣服，以避免袖口過緊抽血時衣袖捲不上去，或出血後止血困難造成手臂血腫。

✓ 抽血時宜全身放鬆，不要緊張，以免造成血管收縮，增加採血的困難。

【忌】

✗ 抽血前一天的晚餐不宜吃油膩食物，不宜飲酒，晚上8點以後不宜吃東西。

✗ 抽血當天早上不宜進食，不宜喝牛奶。

✗ 抽血當日的早晨不宜做劇烈的運動，否則可能會引起血中鉀、鈉、血糖等成分的改變，影響檢測結果的準確性。

✗ 抽血前幾天不宜太過勞累。

腎超聲波檢查

【宜】

✓ 腎臟超聲波檢查檢查宜放在其他檢查前面做，或者是在做完其他檢查三天後再做腎臟超聲波檢查檢查。

✓ 檢查前一天的晚餐，宜吃清淡少渣的食物，食後禁食一夜。

✓ 考慮是腎盂病變的，檢查前 1 小時內宜喝 500 ～ 1000 毫升白開水。

【忌】

✗ 檢查當日不宜吃早餐，以保證上午在空腹情況下檢查。

✗ 忌大量飲水，以免導致腎盂積水的假像。

腎 CT 掃描

【宜】

✓ 檢查當日宜空腹，並攜帶飲用水去檢查。

✓ 腎 CT 檢查前宜禁食 4 小時，最好前一天晚上起空腹。

✓ 腎 CT 檢查前宜去除檢查部位的高密度或金屬物品，比如皮帶、褲扣、拉鎖等。

✓ 檢查前宜將詳細病史及各種檢查結果告知 CT 師，宜攜帶有關臨床資料。

【忌】

✗ 懷孕的女性及裝有心臟起搏器者不宜進行腎 CT 檢查。

✗ 對含碘造影劑過敏者及患有重症肌無力、甲狀腺功能亢進的人不宜做腎臟增強 CT 檢查。

✗ 1 周內進行過消化道造影檢查者不宜進行腎 CT 檢查。

腎臟磁共振檢查

【宜】

✔ 檢查前 12 小時宜空腹，宜禁食、禁水。

✔ 檢查前宜取下金屬手錶、眼鏡、項鍊、義齒、義眼、鈕扣、皮帶、助聽器等。

✔ 檢查時宜帶上已做過的其他檢查材料，如超聲波檢查、X 光、CT 報告等。

✔ 檢查中宜呼吸平穩，忌咳嗽或進行吞咽動作。

【忌】

✘ 檢查前三天內忌服用金屬離子類藥物。

✘ 磁共振設備周圍（5 米內）具有強大磁場，不宜將手機等通信物品、掌上電腦等電子產品、鑰匙等鐵磁性製品帶進檢查室。

✘ 忌將病床、輪椅等推進檢查室。

✘ 安裝心臟起搏器、除顫器、心臟支架、人工心臟瓣膜者不宜做腎臟磁共振檢查。

✘ 檢查前一周內不宜做胃腸鋇餐檢查。

✘ 體內有彈片殘留者不宜做腎臟磁共振檢查。

腎臟 X 光檢查

腎臟X光檢查，一般包括泌尿系統X線、腎血管造影、腎穿刺造影等檢查。

【宜】

✔ 檢查前 12 小時及檢查當日宜禁食。

【忌】

✘ 懷孕女性及對碘過敏者不宜做腎臟 X 光檢查。

✘ 檢查前 3 ～ 4 天內進行過鋇餐胃腸造影或鋇劑灌腸者，應進行清潔洗腸。

第二章

食物養腎

餐桌上的「補腎藥」

食物不僅可以填飽肚子，
還可以用於養生，
因為食物也有性、味、歸經之分，
有着良好的食養、食療效果。
平日適量吃些對腎臟有補益作用的食物，
可起到不錯的養腎、補腎功效，
所以，千萬不要忽視了這些餐桌上的「補腎藥」。

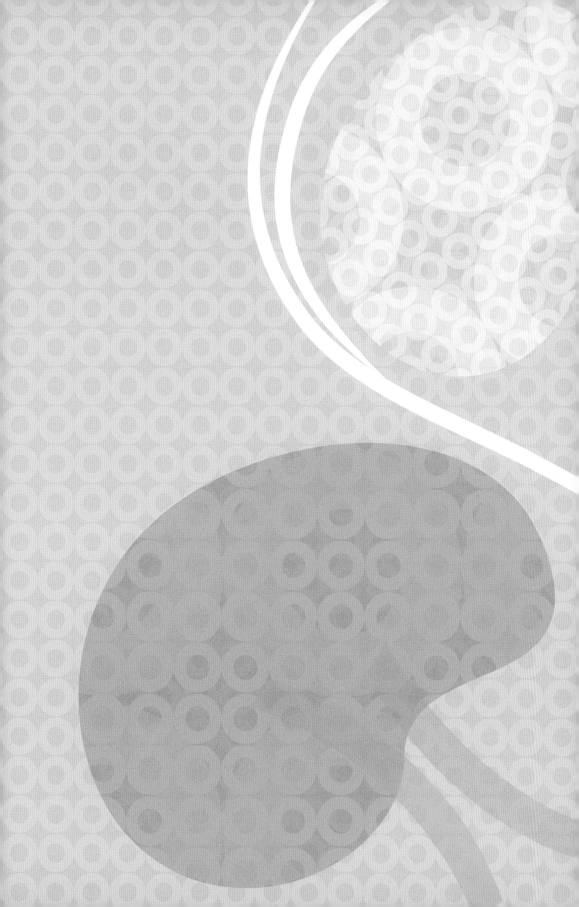

山藥

調理腎虛它最行

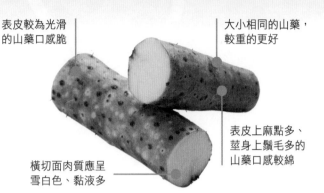

表皮較為光滑的山藥口感脆

大小相同的山藥，較重的更好

橫切面肉質應呈雪白色、黏液多

表皮上麻點多、莖身上鬚毛多的山藥口感較綿

養腎説

中國最早的中藥學著作《神農本草經》對山藥非常推崇，稱其具有「補中益氣力，長肌肉，久服耳目聰明，輕身不饑延年」的功效。

山藥含有多種營養素，對腎臟有補益作用，可用於調理腎虛不足所致的頭暈目眩、女性白帶多、腰膝酸軟、遺精早洩、小便頻數或遺尿等。經常食用山藥，可增強腎臟的排毒功能。山藥還能夠促進腎病患者腎功能的恢復，有消除蛋白尿的作用。40～50歲的人群，可通過適量食用山藥來食補養腎。

山藥煮粥食用，最能充分發揮其營養價值。山藥的烹調時間不宜過長，因為山藥所含的澱粉酶，在持久的高熱中會喪失其原有的滋補功效。山藥有收澀的作用，大便燥結者最好不吃。

100 分搭配

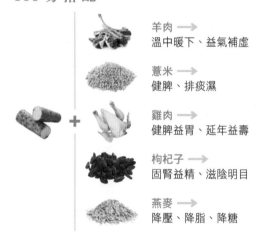

羊肉 ➞ 溫中暖下、益氣補虛

薏米 ➞ 健脾、排痰濕

雞肉 ➞ 健脾益胃、延年益壽

枸杞子 ➞ 固腎益精、滋陰明目

燕麥 ➞ 降壓、降脂、降糖

食療小偏方

● 治嬰幼兒泄瀉

取 50 克生山藥粉，少量多次加入適量清水攪拌成稀糊狀，置火上煮開，加 3 克白糖調味，每次服 4～6 羹匙，每天服 4～5 次。

● 治潰瘍性口腔炎

取 20 克鮮山藥洗淨，切片，放入鍋中，加 15 克冰糖，水煎後分早晚兩次食用，每天 1 劑，連吃 2～3 天。

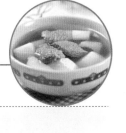

補腎、助腎陽

牛肉山藥湯

材料：新鮮山藥 200 克，枸杞子 5 克，牛肉 50 克，鹽適量。

做法：

1 牛肉洗淨，汆水後撈起，再沖淨，待涼後切薄片；山藥削皮，洗淨，切塊；枸杞子洗淨。

2 將牛肉片放入燉鍋中，加適量清水，以大火煮沸後轉小火慢燉 1 小時。

3 加入山藥塊、枸杞子續煮 10 分鐘，加鹽調味即可。

功效解析：本品能補腎、助腎陽，對調理因腎虛引起的盜汗、腰痛、小便餘瀝、白帶增多等有較好的療效。

Tips：對山藥汁液過敏者，削山藥皮時宜戴上手套，以免山藥的汁液碰到手上使皮膚發癢。

補腎健脾、縮尿止遺

山藥紅棗燉羊肉

材料：羊肉（瘦）300 克，山藥、枸杞子、紅棗、桂圓肉各 20 克，薑片、鹽、料酒各適量。

做法：

1 羊肉洗淨切塊；山藥、枸杞子、桂圓肉、紅棗沖洗浮塵，紅棗去核。

2 鍋加油燒至七成熱，放入羊肉塊、薑片翻炒，加入料酒和適量清水煮沸後，移至砂鍋內，加入藥材，煮至羊肉熟爛，加鹽適量調味即可。

功效解析：本品能補腎健脾、縮尿止遺，適合腎陽虛弱、夜尿頻多的人食用。

Tips：桂圓肉性質溫熱，直接吃容易上火，煮湯時加入吃了不易上火。

核桃

堅果中的補腎佳品

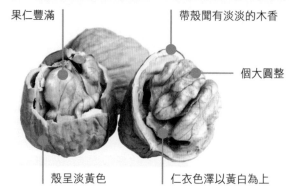

果仁豐滿　　　　　　帶殼聞有淡淡的木香

個大圓整

殼呈淡黃色　　　　仁衣色澤以黃白為上

養腎説

中醫認為核桃有滋補強壯、健腎、補血、潤肺、益胃的功效。《開寶本草》中記載：核桃「食之令人肥健，潤肌，黑鬚髮」等。此外，核桃還有養心、鎮咳平喘的作用。

核桃自古就是補腎佳品，對腎虛、夜尿、怕冷等腎氣不足的症狀有良好的療效。核桃還具有較強的溫補腎陽的功能，對於腎陽虛弱的男士來説，有很好的療效。此外，核桃治腎結石有良效，近代名醫張錫純在其《醫學衷中參西錄》中言其有「消砂淋、石淋堵塞作痛」的功效，砂淋、石淋即腎結石。

中醫認為，核桃熟吃更補腎，炒菜、煮粥時可適量加些核桃仁。核桃油脂的含量較高，健康成人每天宜吃3～5個，血脂偏高者每天宜吃1～2個，兒童每天宜吃2～3個。

100 分搭配

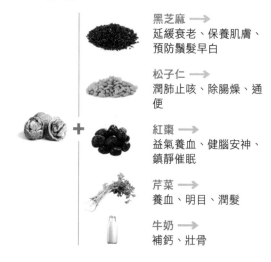

黑芝麻 ——→
延緩衰老、保養肌膚、預防鬚髮早白

松子仁 ——→
潤肺止咳、除腸燥、通便

紅棗 ——→
益氣養血、健腦安神、鎮靜催眠

芹菜 ——→
養血、明目、潤髮

牛奶 ——→
補鈣、壯骨

食療小偏方

◉ 治慢性支氣管炎、咳喘

取1～2個核桃的核桃仁、1～2片生薑，將核桃仁與薑片一同細細嚼吃，每天早晚各吃1次。

◉ 治腎結石

取120克核桃仁，炒熟，擀碎，加適量白糖拌勻，1～2天吃完（兒童酌減）。一般食用數天後即能1次或多次排石，連續食用至結石全部排出、症狀消失為止。

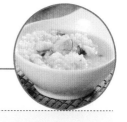

補腎固精

核桃蝦仁粥

材料：大米 200 克，核桃仁、蝦仁各 30 克，鹽適量。

做法：

1 大米、核桃仁、蝦仁分別洗淨備用。
2 將大米放入鍋中加入冷水，用大火燒沸，放入核桃仁、蝦仁，再改用小火熬煮成粥，下入鹽拌勻即可。

功效解析：本品能補腎固精，適合腰痛腳軟、小便頻數、遺精陽痿者食用。

Tips：核桃仁表面的褐色薄皮不要剝掉，不然會損失掉一部分營養。

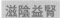

滋陰益腎

核桃仁燉水魚

材料：核桃仁 50 克，水魚肉 150 克，薑 3 片，鹽適量。

做法：

1 將核桃仁拍碎；水魚肉洗淨，切成小塊，用沸水焯燙，撈出，瀝乾水分，備用。
2 將核桃仁、水魚與薑放入燉盅，加入開水，沒過食材。入蒸鍋中隔水燉 2 小時，加鹽調味即可。

功效解析：本品具有滋陰益腎的功效，可防治腎虧虛弱，常食能改善性功能障礙、健忘、疲勞綜合症。

Tips：患有肝炎的人不宜食用水魚，以免加重肝臟負擔。

豇豆

滋陰補腎健脾胃

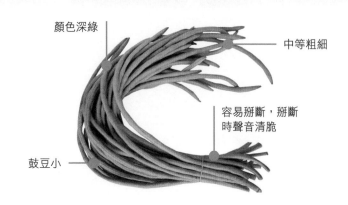

顏色深綠

中等粗細

容易掰斷，掰斷時聲音清脆

鼓豆小

養腎說

豇豆就是長豆角，它除了有健脾、和胃的作用外，最重要的是能夠補腎。

《本草綱目》中記載：「豇豆補腎健胃，生精髓。」現代《四川中藥志》這樣介紹：「豇豆滋陰補腎，健脾胃。治白帶、白濁及腎虛遺精。」腎虛小便頻數者也適宜食用豇豆。除了作蔬菜食用外，乾豆也是常用的食材。

豇豆的烹調時間不宜長，以免造成營養損失。豇豆多吃容易產生脹氣，容易氣滯、大便秘結者及疝氣患者最好不吃豇豆。

100 分搭配

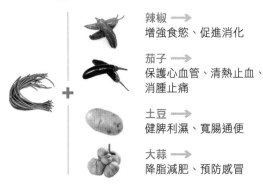

辣椒 ⟶
增強食慾、促進消化

茄子 ⟶
保護心血管、清熱止血、消腫止痛

土豆 ⟶
健脾利濕、寬腸通便

大蒜 ⟶
降脂減肥、預防感冒

食療小偏方

○ 治痱子、小癤腫

取適量豇豆和綠豆一同煮湯飲服，可起到清熱解毒的作用，對小兒夏季生痱子、小癤腫等有較好療效。

○ 治腮腺炎

取適量鮮豇豆中的豆子搗成泥狀，敷在患處，每天敷 3 次。連敷 7 天。

○ 改善糖尿病口渴、尿多

取 60 克乾豇豆洗淨，水煎後吃豆喝湯，每天食用 1 次。連吃 30 天。

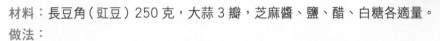

補充腎氣

芝麻醬拌豆角

材料：長豆角（豇豆）250 克，大蒜 3 瓣，芝麻醬、鹽、醋、白糖各適量。

做法：

1 大蒜剝去蒜皮，洗淨，剁成蒜末；芝麻醬倒入小碗中，加滴量鹽和滴量涼開水調稀。

2 長豆角擇洗乾淨，切斷，用沸水焯熟，裝盤，加醋、白糖、蒜末拌勻，淋上芝麻醬即可。

功效解析：本品能補充腎氣，適合因腎氣不足所致的皮膚乾燥、脫髮、鬚髮早白、大便秘結者食用。

Tips：大蒜瓣拍裂後更容易剝去蒜皮。

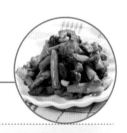

補腎、滋陰、益氣

豆角炒五花肉

材料：長豆角 300 克，五花肉 100 克，指天椒 1 個（可不用），葱花、鹽各適量。

做法：

1 長豆角擇洗乾淨，切段；五花肉洗淨，切薄片；指天椒洗淨，去蒂，切斜段。

2 炒鍋置火上，放入五花肉片煸至出油且呈金黃色，加葱花炒香，下入長豆角翻炒均勻，加適量清水燒至長豆角熟透。

3 加入指天椒，再加鹽調味，大火燒至鍋中湯汁收乾即可。

功效解析：本品能補腎、滋陰、益氣，適合性慾減退、月經不調、腰膝酸痛的腎陰虛者食用。

Tips：煸五花肉時不用放油，五花肉在煸炒過程中會出油。

蓮子

益腎止帶

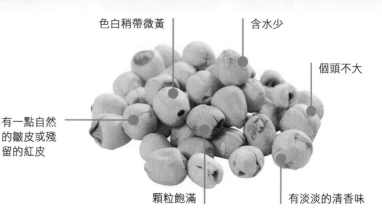

色白稍帶微黃

含水少

個頭不大

有一點自然的皺皮或殘留的紅皮

顆粒飽滿

有淡淡的清香味

養腎說

現代醫學認為，蓮子除含有多種維他命及微量元素外，還含有荷葉鹼、金絲草甙等物質，對治療神經衰弱、慢性胃炎、消化不良、高血壓等有效。

中醫認為，蓮子性平，味甘、澀，入心、脾、腎經，具有益腎止帶、補腎固精等作用，可用於女性血虛腰酸、白帶增多、男子腎氣虛之遺精等病症，尤其對青少年遺精具有極好的調理和改善作用。

烹調蓮子最好用砂鍋，少用鐵鍋，以免影響蓮子的色澤，導致其變黃變黑，口感也不如砂鍋烹調出的蓮子好吃。消化不良、腹部脹滿、大便乾燥者不宜食用蓮子。

100 分搭配

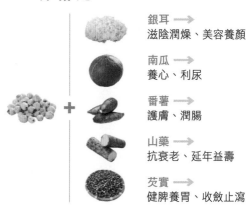

銀耳 ⟶ 滋陰潤燥、美容養顏

南瓜 ⟶ 養心、利尿

番薯 ⟶ 護膚、潤腸

山藥 ⟶ 抗衰老、延年益壽

芡實 ⟶ 健脾養胃、收斂止瀉

食療小偏方

● 治療失眠

取 20 克蓮子、10 克益智仁、30 克百合，洗淨灰塵，放入砂鍋中，加適量清水，大火燒開後轉小火煮至蓮子軟爛，加適量冰糖調味，早晚食用。連吃 7 天。

● 治久痢不止

取 60 克乾蓮子，擀碎後研成粉末狀，每次取 3 克用米湯送服，每天服用 3 次。連吃 15 天。

蓮子白果淮山湯

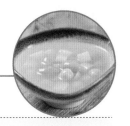

材料：蓮子（去心）30 克，白果、淮山藥各 150 克，鹽適量。

做法：

1 將蓮子先用冷水浸泡 1 小時，白果敲碎外殼；將淮山藥去皮，切成小方塊，用清水浸泡，備用。

2 鍋內先注入清水 6 碗，加入白果、蓮子，大火煮開後轉小火。

3 20 分鐘後，再加入山藥塊，煲至剩 3 碗水時，加入鹽調味即可。

功效解析：本品能養心補腎，適用於心腎虧虛、心慌失眠、腰膝酸軟等症。

Tips：也可以用蓮子、白果、淮山藥與適量糯米煮成粥食用。

蓮蓉包

材料：麵粉 400 克，蓮子、白糖各 250 克，豬油 25 克，泡打粉適量。

做法：

1 將蓮子用開水泡後去皮、去心，入鍋蒸 30 分鐘，取出壓成泥，與白糖 200 克和豬油一起拌成餡備用。

2 將麵粉、白糖（50 克）、泡打粉混和，用適量的溫水和成麵糰，揉勻，然後分成 16 小份，用手按成皮，將餡包入，包好後上蒸籠蒸 15 分鐘左右，取出即成。

功效解析：本品可用於腎虛引起的帶下症，改善女性白帶過多和月經淋漓不斷。

Tips：和麵時溫水要分少量多次地加入，這樣有助於將麵糰和得軟硬適中。白糖份量可按口味增減。

黑芝麻

補腎護腎腰不酸

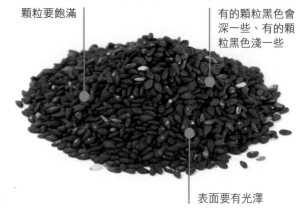

顆粒要飽滿

有的顆粒黑色會深一些、有的顆粒黑色淺一些

表面要有光澤

養腎說

《本草綱目》中記載：「服（黑芝麻）至百日，能除一切痼疾。」《神農本草經》中記載：「黑芝麻為仙藥，認為久服人不老。」

中醫認為黑色的食物入腎，對腎臟非常有好處。黑芝麻是不折不扣的黑色食物，能補腎、護腎，可用於腎精血不足所致的眩暈、脫髮、鬚髮早白、腰膝酸軟、四肢乏力等病症的輔助調養。大多數人進入中老年後，會出現眼睛昏花、耳聾等，這主要是由腎精虧虛引起的，每天早上吃點黑芝麻糊，可起到不錯的補腎氣、強腎精的作用。

黑芝麻外面有一層稍硬的膜，只有把黑芝麻碾碎或磨成粉才能使人體吸收到更多的營養；另外，炒黑芝麻時千萬不要炒糊。慢性腸炎、便溏腹瀉、陽痿、遺精、帶下者應少吃黑芝麻。

100 分搭配

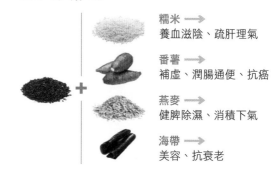

糯米 ➡️
養血滋陰、疏肝理氣

番薯 ➡️
補虛、潤腸通便、抗癌

燕麥 ➡️
健脾除濕、消積下氣

海帶 ➡️
美容、抗衰老

食療小偏方

◯ 治脫髮

取適量黑芝麻和當歸（黑芝麻與當歸的比例為1：1）微炒後打成粉，每餐飯後用紅糖水沖服1湯匙，每天服3次。連服2個月。

◯ 治蚊蟲叮咬

取適量黑芝麻搗碎，加適量蜂蜜塗於患處，能快速緩解瘙癢感，還可消腫。

◯ 治腸燥便秘

取適量黑芝麻粉加蜂蜜調勻，每天早上空腹食用，連吃數日。

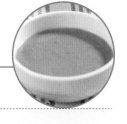

補腎填精、益氣補血

黑芝麻黃芪米糊

材料：大米 40 克，黑芝麻 30 克，黃芪 15 克，蜂蜜適量。

做法：

1　黃芪 15 克，煎湯去渣備用。

2　大米洗淨；黑芝麻淘洗乾淨。

3　將大米、黑芝麻、黃芪汁放入豆漿機中，加涼白開水到機體水位線間，接通電源，按下「米糊」鍵，20 分鐘左右米糊即可做好，放置溫熱後加入適量蜂蜜即可。

功效解析：本品能補腎填精、益氣補血，適合因腎精不足、氣血虧虛導致的頭髮乾枯、掉落者。

Tips：黃芪煎湯前最好能用清水浸泡 20 ～ 30 分鐘，可使其有效成分充分溶出。

改善腎虛性脫髮

黑芝麻山藥羹

材料：黑芝麻、山藥各 50 克，白糖 10 克。

做法：

1　將黑芝麻去雜質，洗淨晾乾，放鍋內用小火炒香，研成細粉；山藥放入乾鍋中烘乾，打成細粉備用。

2　將黑芝麻粉和山藥粉緩緩加入沸水鍋內，放入白糖，不斷攪拌，煮 5 分鐘即成。

功效解析：本品能補腎、清虛火，可用於女性腎陰虛、腎精虧少引起的脫髮、頭髮早白等。

Tips：熬煮此羹時宜用小火，以免糊底。

黑豆

補腎又延壽

豆皮表面有光澤　　胚芽口應為白色　　顆粒大小並不均勻，有大有小

顆粒飽滿

豆皮顏色不是全黑的，有的呈墨黑，有的是黑中泛紅

剝開豆皮，內壁應該是綠色或黃色的

養腎説

　　黑豆是傳統的養生食品，民間至今還流傳着「要想長壽，常吃黑豆」的諺語。黑豆具有抑制膽固醇吸收、控制血糖、防止便秘、緩解女性更年期症狀、延緩衰老等多種保健功效。

　　中醫認為「黑豆乃腎之穀」，黑色屬水，水走腎，腎虛的人常吃些黑豆能有效緩解腰酸、尿頻、女性白帶異常及下腹部陰冷等症狀。黑豆還含有許多的抗氧化成分，特別是花青素，是很好的抗氧化劑，能促進腎臟排出毒素。常吃些醋泡黑豆，是最簡便的保養腎臟的方法，1 日吃 3 次，每次吃 5 粒。

　　浸泡黑豆的水呈淡淡的青紫色，是溶出的部分花青素，很有營養，別倒掉，浸泡黑豆前將黑豆洗淨，浸泡黑豆的水就會很乾淨。黑豆不好消化，消化不良的人應少吃。

100 分搭配

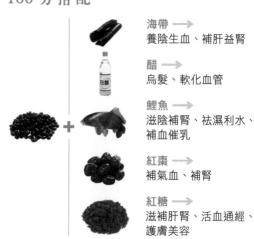

海帶 ⟶
養陰生血、補肝益腎

醋 ⟶
烏髮、軟化血管

鯉魚 ⟶
滋陰補腎、祛濕利水、補血催乳

紅棗 ⟶
補氣血、補腎

紅糖 ⟶
滋補肝腎、活血通經、護膚美容

食療小偏方

◉ 治陰虛盜汗

取 15 克黑豆，洗淨，放入湯鍋中，加 500 毫升清水和 15 克浮小麥，大火燒開後轉小火煎煮 30 分鐘，取湯汁飲用，每天 1 次。連喝 10 天。

◉ 治閉經

取 30 克黑豆，洗淨，放入湯鍋中，加 600 毫升清水和 8 克紅花，大火燒開後轉小火煎煮 45 分鐘，取湯汁加 15 克紅糖攪拌均勻後溫服，每天 1 次。連喝 20 天。

黑豆排骨湯

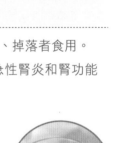

材料：黑豆 80 克，排骨塊 100 克，薑片、香菜末、鹽各適量。

做法：

1 黑豆洗淨，用清水浸泡 4 ～ 6 小時；排骨塊用清水浸泡去血水，洗淨，焯水。

2 湯鍋置火上，倒油燒熱，炒香薑片，放入排骨和黑豆翻炒均勻，加適量清水燉至排骨熟透，加鹽調味，撒上香菜末即可。

功效解析：本品能補腎填精，適合因腎精不足導致的頭髮乾枯、掉落者食用。

Tips：黑豆蛋白質含量豐富，需要嚴格控制蛋白質攝入量的急性腎炎和腎功能不全者不宜食用。

黑豆豆漿

材料：黑豆 80 克。

做法：

1 黑豆洗淨，用水浸泡 10 ～ 12 小時。

2 將黑豆放入豆漿機中，加涼白開水到機體水位線間，接通電源，按下「豆漿」啟動鍵，20 分鐘左右豆漿即可做好。

功效解析：本品能補腎健腎，尤其適宜腎虛耳聾的老人、夜間遺尿的小兒食用。

Tips：綠心黑豆比黃心和白心的黑豆更營養，因為綠心黑豆花青素含量多。

栗子

益腎的「補藥」

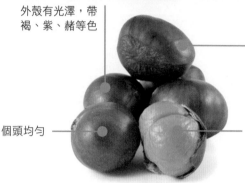

外殼有光澤，帶褐、紫、赭等色

顆粒堅實、果肉豐滿

個頭均勻

栗子肉色淡黃、肉質細、水份少、甜度高、糯質足

養腎説

栗子對高血壓、冠心病、動脈粥樣硬化等疾病具有較好的食療作用。老年人常吃些栗子，對防衰抗老、延年益壽非常有好處。

香甜味美的栗子不但是上佳美食，還是益腎的「補藥」。「藥王」孫思邈認為栗子是「腎之果也，腎病宜食之。」南宋詩人陸游晚年齒根鬆動（齒根鬆動是腎虛的一種表現），他也常以栗子作為保健食品。現代醫學研究發現，栗子中的澱粉含量豐富，而澱粉就具有保護腎臟的作用。無論是男性還是女性，每天吃上幾顆栗子，可起到非常好的護腎作用。

食用栗子時細細咀嚼再吞咽，可以達到更好的補益效果。栗子含澱粉多，糖尿病病人宜少吃，尤其是糖炒栗子。

100 分搭配

紅棗 ➔
健脾益氣、養胃和中

雞肉 ➔
補腎強筋、補中益氣、補血生血

蓮藕 ➔
滋陰潤燥、養肺補血

大白菜 ➔
健腦益智、養胃、健脾、補腎、強筋

薏米 ➔
補益脾胃、補腎利尿、利濕止瀉

食療小偏方

◉ 治小兒腹瀉

將 5 顆熟栗子肉壓成泥狀，加適量清水煮成糊狀，加適量白糖調味，涼至溫熱時餵食，每天分兩次食用。連吃 2～3 天。

◉ 治跌打傷

取適量生栗子，去殼取栗子肉，搗成泥狀，敷於患處，每天敷 2 次。

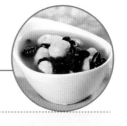

補腎氣、烏髮美顏

黑豆栗子紅棗湯

材料：黑豆 80 克，栗子 100 克，紅棗 4 顆，冰糖適量。

做法：

1 黑豆洗淨，用清水浸泡 3 ～ 4 小時；栗子洗淨，去殼，取栗子肉；紅棗洗淨。

2 湯鍋置火上，放入黑豆、栗子和紅棗，加適量清水大火燒開，轉小火煮 30 分鐘，加冰糖煮至化開即可。

功效解析：本品能補腎氣、烏髮美顏，適合有神疲乏力、面色萎黃無華、耳鳴、鬚髮早白等腎氣不足症狀的人食用。

Tips：益腎壯陽、補精養血

益腎壯陽、補精養血

栗子羊肉湯

材料：羊肉 150 克，栗子 30 克，枸杞子 20 克，鹽適量。

做法：

1 將羊肉洗淨，切塊；栗子去殼，取肉；枸杞子洗淨，備用。

2 鍋中加入適量清水，放入羊肉塊、栗子、枸杞子，大火燒沸，改用小火煮 20 分鐘，調入鹽即成。

功效解析：本品能益腎壯陽、補精養血，適合腎虛陽痿、性慾減退、腰膝酸軟、腎虛而面色晦暗的男性食用。

Tips：烹調羊肉不宜加醋調味，因為醋有收斂作用，會降低羊肉的溫補作用。

枸杞子

家喻戶曉的補腎品

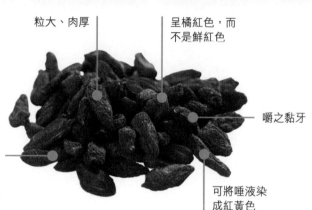

粒大、肉厚

呈橘紅色，而不是鮮紅色

嚼之黏牙

味甜不苦

可將唾液染成紅黃色

養腎説

自古以來，枸杞子就是滋補強身的佳品，因有延緩衰老的功效，所以又名「卻老子」。

枸杞子是藥食同用之品，能平補腎精，可用於腎精不足所致的頭暈目眩、眼睛乾澀、視物不清、腰膝酸軟、鬚髮早白等。慢慢乾嚼枸杞子補腎效果最好，乾嚼的過程中嘴裏會產生唾液，中醫認為，唾液是津液所化，唾液如果到了腎，具有生精的作用，唾液還能將枸杞子的精華引到腎裏，這樣就能更好地補腎生精了；乾嚼枸杞子時，一般每天2～3次，每次5克即可。

枸杞子不宜多吃，每天宜吃6～15克（乾品），否則容易滋補過度，過量食用枸杞子會造成眼睛紅腫、脹痛不適、視力模糊。感冒發熱者、腹瀉者及身體有炎症的人最好不吃枸杞子。

100 分搭配

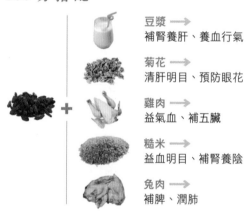

豆漿 ➡
補腎養肝、養血行氣

菊花 ➡
清肝明目、預防眼花

雞肉 ➡
益氣血、補五臟

糙米 ➡
益血明目、補腎養陰

兔肉 ➡
補脾、潤肺

食療小偏方

● 治迎風流淚

每天取 10～15 克枸杞子，洗淨浮塵，放入大杯中，倒入適量開水泡 10 分鐘，把水喝掉，枸杞子也一併吃掉。連續 15～20 天。

● 治風濕性關節炎

取 250 克枸杞子，再取當歸、黃芪、天麻、黨參各 50 克，用 2500 毫升的高度純白酒密封浸泡 15 天，然後每天喝 25 克，常年飲用。

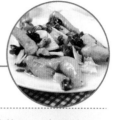

補益腎氣、強健腰膝

山藥枸杞蒸雞

材料：光雞 1 隻（約重 1500 克），山藥 40 克，紅棗 4 顆，香菇丁、火腿片、筍片各 25 克，清湯 1000 毫升，枸杞子、料酒、鹽各適量。

做法：

1 將山藥去皮，洗淨，切片；枸杞子、紅棗洗淨；將雞去爪，剁成大塊，焯水，洗淨血污。

2 將雞塊放在湯碗內，加入料酒、鹽、清湯、山藥、枸杞子、紅棗、香菇丁、筍片、火腿片，上籠蒸至雞熟透時即成。

功效解析：本品具有補益腎氣、強健腰膝的作用，常食可以改善精力、提高性慾。

Tips：喜歡菜餚的鮮味濃一些，就用乾香菇，乾香菇的鮮味較濃郁。

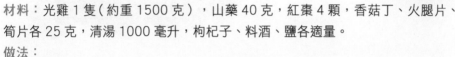

補腎壯陽、明目健身

枸杞桃仁雞丁

材料：雞肉 600 克，熟核桃仁、枸杞子各 100 克，雞湯、白糖、麻油、生粉、葱末、薑末、蒜片各適量，胡椒粉、鹽各適量。

做法：

1 枸杞子洗淨；熟核桃仁去衣；雞肉洗淨，切丁。

2 用鹽、白糖、胡椒粉、雞湯、麻油、生粉兌成汁待用。

3 鍋燒熱，下入薑末、葱末、蒜片爆香，投入雞丁快速炒透，倒入汁，速炒，隨即投入熟核桃仁、枸杞子炒勻即成。

功效解析：本品具有補腎壯陽、明目健身的功效。

Tips：核桃仁可以換成補腎效果也不錯的腰果。

桑葚

益腎臟而固精

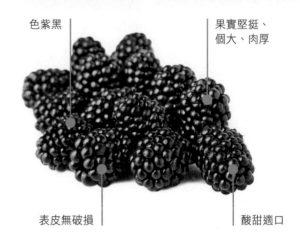

色紫黑

果實堅挺、個大、肉厚

表皮無破損

酸甜適口

養腎説

桑葚俗稱桑果，具有滋陰養血、緩解眼睛疲勞和乾澀、生津止渴、補肝益腎、潤腸燥、解酒毒、預防動脈硬化、改善神經衰弱等保健功效。

古代漢族藥學著作《滇南本草》中記載：「桑葚益腎臟而固精，久服黑髮明目。」清代名醫王孟英還説：「桑葚滋肝腎，充血液，健步履。」腎虛之人，尤其是腎陰不足者，最適宜吃桑葚。中醫臨床上常把桑葚用於肝腎陰血虧虛所致的頭暈、目眩、耳鳴、失眠、盜汗、鬚髮早白以及腸燥便秘、消渴、貧血等病症的治療。

熟透的紫黑色桑葚營養功效最好。熬煮桑葚時不宜用鐵製鍋具，不然會破壞桑葚中的多種營養物質，降低滋補功效。桑葚性寒，脾虛腹瀉者應少吃，兒童不宜多吃。

100 分搭配

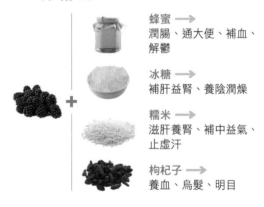

蜂蜜 ➞
潤腸、通大便、補血、解鬱

冰糖 ➞
補肝益腎、養陰潤燥

糯米 ➞
滋肝養腎、補中益氣、止虛汗

枸杞子 ➞
養血、烏髮、明目

食療小偏方

◯ 治貧血

取 50 克鮮桑葚洗淨，與 25 克桂圓肉一同放入砂鍋中，加適量水煮爛，喝湯吃桑葚和桂圓肉，每天 2 次。

◯ 治自汗、盜汗

取 10 克鮮桑葚洗淨，與 10 克五味子一同放入砂鍋中加水煎煮，喝湯吃桑葚，每天早晚各吃 1 次。

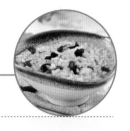

補腎生精、強健體質

桑葚枸杞糯米粥

材料：糯米 100 克，桑葚、枸杞子各 30 克，白糖 15 克。

做法：

1　分別將桑葚、枸杞子、糯米淘洗乾淨。
2　在鍋中加適量清水，放入桑葚、枸杞子、糯米，煮沸。
3　轉用小火熬至米熟爛成粥。
4　加入白糖攪拌，即可食用。

功效解析：本品能補腎生精、強健體質，尤其適用於腎陰虛所致的失眠、低血壓、脫髮、面色萎黃及發黑、易疲勞、體質差等。

Tips：此粥應趁熱食用，更易於其食療功效的發揮。

滋補肝腎

桑葚牛骨湯

材料：牛骨 500 克，桑葚 25 克，薑片、葱段、鹽、料酒、白糖各適量。

做法：

1　將桑葚洗淨，加料酒和白糖，上鍋蒸一下備用。
2　將牛骨洗淨，砸斷，放入鍋內，加清水煮開後撇去浮沫後，加薑片、葱段再煮至牛骨發白。
3　撈出牛骨，加入桑葚繼續煮，開鍋後加鹽調味即可。

功效解析：本品具有滋補肝腎的功效，對肝腎陰虧引起的頭暈、失眠、耳鳴等有顯著療效。

Tips：牛骨砸碎或敲裂後煮製，補腎的效果會更好。

蠔（牡蠣）

補腎生精

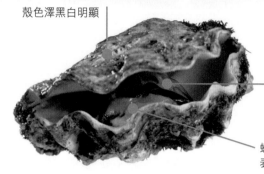

殼色澤黑白明顯

蠔肉完整
豐滿，邊
緣烏黑

蠔肉有彈性，
表面有光澤

養腎說

　　《本草綱目》中記載：蠔（牡蠣）肉「多食之，能細潔皮膚，補腎壯陽，並能治虛，解丹毒。」現代醫學則認為蠔還具有降血壓和滋陰養血等功效。蠔的含鋅量為各種食物之冠。

　　蠔是不可多得的水產補腎佳品。中醫認為蠔是補腎的良藥，精子數量不足的男性宜常吃蠔，因為從中醫的角度來講，精子數量不足的主要原因是腎臟虛弱，而蠔能有效補腎，改善精子少的問題。蠔擅長滋補腎陰，有調理遺精的作用。

　　儘量不要生吃蠔，因為蠔等海產品中含有諾沃克病毒（Norovirus），熟後就不含這種病毒了。經過蒸、煮都無法張開殼的蠔一般不新鮮，不宜食用。蠔性寒，脾胃虛寒、慢性腹瀉、便溏者應少吃。

100 分搭配

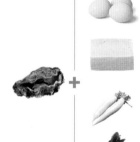

雞蛋 ⟶
健腦益智、養肝護肝

豆腐 ⟶
補中益氣、清熱潤燥、壯骨

白蘿蔔 ⟶
潤肺補腎、提高抗病能力

菠菜 ⟶
護眼、抗衰老

食療小偏方

○ 治眩暈

取 20 克蠔肉洗淨，與 10 克胎菊、10 克枸杞子、12 克何首烏、20 克龍骨一同水煎，喝湯吃蠔和枸杞子，每天食用 1 ～ 2 次，食用至眩暈感消失。

○ 調理甲亢

取 50 克蠔肉洗淨，放入湯鍋中，加 800 毫升清水，煮沸 10 分鐘後放入 6 克生薑、6 克陳皮、12 克白芍再煮 30 分鐘，吃蠔肉、喝湯。

小白菜蠔湯

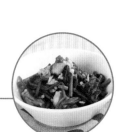

材料：小白菜 150 克，蠔肉、豆腐各 100 克，葱花、鹽各適量。

做法：

1 小白菜擇洗乾淨；蠔肉洗淨泥沙；豆腐洗淨，切塊。

2 鍋置火上，倒入植物油燒熱，炒香葱花，放入豆腐翻炒均勻，加入沒過豆腐的清水。

3 大火燒開後下入小白菜和蠔肉煮 2 ～ 3 分鐘，加鹽調味即可。

功效解析：本品能補腎滋陰，對腎陰虛引起的煩躁不安有很好的食療作用。

Tips：豆腐宜選鹽鹵豆腐，鹽鹵豆腐比石膏豆腐營養、健康。

菠菜拌蠔肉

材料：菠菜 200 克，蠔肉 100 克，蒜末、葱末、鹽、麻油各適量。

做法：

1 菠菜擇洗乾淨，用沸水焯燙半分鐘，撈出，過涼，瀝乾水分，切段；蠔肉洗淨泥沙，煮熟。

2 取大碗，放入焯好的菠菜和蠔肉，加蒜末、葱末、鹽、雞精和麻油攪拌均勻即可。

功效解析：本品能滋陰潛陽、補腎澀精，對男性遺精、虛勞乏損、腎虛陽痿等有較好療效。

Tips：蠔肉中的泥沙較多，不容易洗淨，應放在水龍頭下逐個清洗。

韭菜

溫腎助陽治陽痿

養腎説

　　韭菜可疏肝理氣、增進食慾，還有降血脂、擴張血管的作用，對冠心病、高脂血症患者有一定的保健作用。韭菜富含的膳食纖維能促進腸蠕動，可治療便秘、預防結腸癌。

　　韭菜又名起陽草、壯陽草，具有很好的溫腎助陽作用，對於陽痿遺精、腰膝酸軟、遺尿有很好的療效。據《飲膳正要》記載，元朝皇帝元仁宗在經歷數年四處奔波的軍營生活後，出現了腰膝冷痛等腎陽虧虛的症狀，並發生了陽痿，御醫忽思慧用「羊腎韭菜粥」為他進行調治，不到3個月，元仁宗就完全康復了。

　　炒熟的韭菜隔夜後就不宜再食用了，隔夜的熟韭菜富含亞硝酸鹽，會引起腹瀉等毒性反應，韭菜最好現做現吃。陰虛火旺、有眼病和胃腸虛弱的人不宜多吃韭菜。

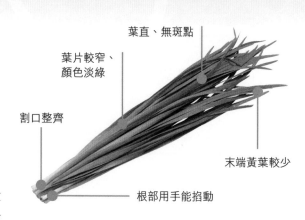

葉直、無斑點

葉片較窄、顏色淡綠

割口整齊

末端黃葉較少

根部用手能掐動

100 分搭配

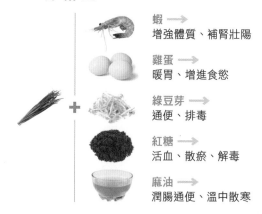

蝦 →
增強體質、補腎壯陽

雞蛋 →
暖胃、增進食慾

綠豆芽 →
通便、排毒

紅糖 →
活血、散瘀、解毒

麻油 →
潤腸通便、溫中散寒

食療小偏方

● 治孕吐

取 50 毫升韭菜汁倒入杯中，再加入 10 毫升生薑汁，放入適量白糖攪拌均勻後喝下。

● 治腳氣

取 200 克韭菜，擇洗乾淨，切成韭菜末，然後放進塑料袋中砸成韭菜泥，將韭菜泥倒入洗腳盆內，用開水沖泡，加蓋泡焗 10 分鐘，水溫適宜時浸泡雙腳（水深要沒過腳踝）。每天泡 1 次，連續泡 3 天。

韭菜炒蛋

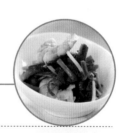

材料：韭菜 200 克，雞蛋 3 個，油、鹽、胡椒粉各適量。

做法：

1 將非菜擇洗乾淨，切小段；雞蛋磕入碗中，打散。

2 炒鍋倒入油燒熱，淋入雞蛋液炒至凝固，放入韭菜炒至斷生，加鹽和胡椒粉調味，即可裝盤食用。

功效解析：本品能補腎助陽、固精止遺，適用於腎陽虛所致的腹中冷痛、泄瀉或便秘、小便頻數、白帶過多、腰膝酸冷、痛經、崩漏不止等。

Tips：烹調韭菜宜急火快炒起鍋，稍微加熱過火，便會失去韭菜特有的風味。

韭菜炒蝦仁

材料：韭菜 200 克，蝦仁 100 克，豆芽 50 克，鹽適量。

做法：

1 將韭菜擇洗乾淨，將水瀝乾，切成長段；將蝦仁清洗乾淨，把多餘的水分擠出去；黃豆芽洗淨，放入開水中燙熟盛起留用。

2 油鍋燒熱，把蝦仁放入鍋內先炒一下，隨後將韭菜、豆芽、鹽放入鍋內，加少量水，翻炒幾下，出鍋即可食用。

功效解析：本品具有補腎護腎、溫陽固澀的作用，對於腎虛腰膝無力、陽痿、遺精、盜汗、遺尿等症有較好的食療作用。

Tips：不宜購買有刺鼻氣味的豆芽，這種豆芽食用後會影響身體健康。

羊肉

冬季補腎佳品

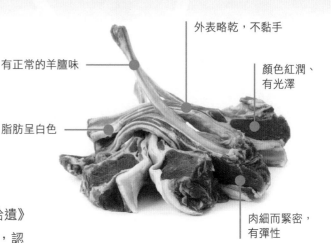

外表略乾，不黏手

有正常的羊膻味

顏色紅潤、有光澤

脂肪呈白色

肉細而緊密、有彈性

養腎說

唐代藥物學名著《本草拾遺》中，將羊肉與人參相提並論，認為它是溫補、強身、壯體的肉類上品。

中醫認為，羊肉能益腎壯陽，羊肉自古就被當做壯陽的佳品；現代營養學也證實，羊肉不僅營養豐富，還含有微量性激素，的確有壯陽的作用。羊肉能補腎，可用於治療腎陽虛所致的腰膝酸軟冷痛、陽痿等症。冬季是養腎的黃金時節，此時常吃些羊肉，不僅有利於補腎，還能補益氣血，提高抗寒能力。

羊肉燉着吃營養最佳，因為羊肉在燉製過程中保持了原湯原汁，能最大限度地保證營養不流失。另外，羊肉屬熱性的食物，出現明顯的煩躁、口乾、大便乾結等上火表現時，最好暫時不吃羊肉。

100 分搭配

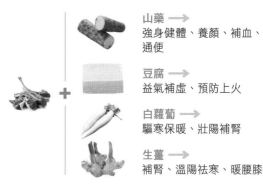

山藥 ⟶
強身健體、養顏、補血、通便

豆腐 ⟶
益氣補虛、預防上火

白蘿蔔 ⟶
驅寒保暖、壯陽補腎

生薑 ⟶
補腎、溫陽祛寒、暖腰膝

食療小偏方

◎ 治產後缺乳

取 250 克肥瘦相間的羊肉，洗淨，切塊，放入湯鍋中，加當歸、生地各 20 克，加適量清水，待羊肉塊煮熟，加適量鹽和油調味，吃羊肉喝湯即可。

◎ 治夜尿多

將 200 克羊肉洗淨、切塊，加 30 克芡實、30 克黃芪一同煮湯，加適量油、鹽調味，喝湯吃羊肉、芡實，每天 1 次。連吃 5 天。

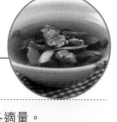

羊肉湯

材料：羊肉 200 克，枸杞子 30 克，蔥段、薑片、鹽、胡椒粉各適量。

做法：

1 將羊肉洗淨後切小塊，放進鍋內加入適量的水熬煮；枸杞子洗淨。

2 待羊肉煮熟時，加入枸杞子繼續將羊肉煮至爛熟，接着放入蔥段、薑片、鹽、胡椒粉調味即可。

功效解析：本品能填精補髓、疏利腎氣，對調理腎虛遺精、陽痿早洩、小便餘瀝不盡、久不生育等症有益。

Tips：羊肉橫着肉絲切，烹調熟後口感才嫩，容易嚼動。

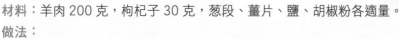

補腎助陽

蓯蓉羊肉粥

材料：肉蓯蓉 10 克，羊肉 150 克，大米 100 克，薑末、蔥末、鹽各適量。

做法：

1 將肉蓯蓉、羊肉洗淨，切小塊；大米淘淨。

2 將肉蓯蓉放鍋中，加清水適量，大火煮沸後，下大米、羊肉煮粥。

3 待熟時，調入薑末、蔥末、鹽調味，再煮兩三分鐘即成。

功效解析：本品具有補腎助陽的功效，適用於腎陽虛衰所致的男子陽痿、遺精、早洩，女子不孕，腰膝冷痛，小便頻數，遺尿等。

Tips：此粥性質溫熱，不適合炎熱的夏季食用，只適合寒冷的冬季食用。

海參

男性補腎壯陽

呈深褐色或淺黑色，色澤並不均勻

刺尖挺直且完整

500 克乾海參可發製出 5 千克的水發海參

乾海參要足夠乾，質感堅硬，不易掰開，份量輕，乾癟，敲擊有木炭的空心感

腹部下的參腳密集並清晰

養腎說

海參既是美味佳餚，又是滋補強身與治療多種虛損病症的良藥，具有延緩衰老、消除疲勞、提高免疫力、養血補血、保護肝臟、防癌抗癌等功效。海參因「其性溫補，足敵人參」而得名。

中醫認為，海參能補腎壯陽，對男子腎虛引起的羸弱消瘦、小便頻數、腰膝酸軟、遺尿、夢遺陽痿、性功能減退等均可起到較好的食療效果。清代藥學名着《藥性考》中說海參能「降火滋腎」。另外，古有「海參丸」，可用於治療「腰痛、夢遺、泄精」。

泡發海參的器皿中不宜有鹽和油，鹽會使海參發不透，油可使海參融化。蒸和煮是最能保持海參營養的兩種烹調方法。感冒、腹瀉時不宜食用海參；肝病患者及腎功能不好的人應少吃海參。

100 分搭配

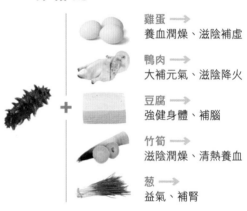

雞蛋 ➞ 養血潤燥、滋陰補虛

鴨肉 ➞ 大補元氣、滋陰降火

豆腐 ➞ 強健身體、補腦

竹筍 ➞ 滋陰潤燥、清熱養血

葱 ➞ 益氣、補腎

食療小偏方

◉ 治貧血

取 150 克水發海參，加 3 顆紅棗和 500 毫升清水，大火燒開後轉小火煮 30 分鐘，加適量紅糖調味，喝湯吃海參、紅棗。連吃 30 天。

◉ 治外傷不愈

取 150 克水發海參和 15 克黃芪，加雞湯燉食，喝湯吃海參，連吃 7 天。對外傷出血、創口不愈者有生肌促進癒合的作用。

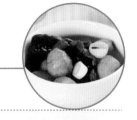

海參鵪鶉蛋

材料：水發海參 100 克，鵪鶉蛋 6 個，枸杞子、蔥白段、薑片、料酒、胡椒粉、鹽、生粉各適量。

做法：

1 海參洗淨，切花刀；鵪鶉蛋煮熟，剝殼後滾上乾生粉，炸至金黃色。

2 鍋內放油燒熱，爆香蔥白段、薑片後，加清水、料酒、胡椒粉、鹽，燒開後下海參。

3 用小火煮 40 分鐘，再加入鵪鶉蛋和枸杞子，煮 10 分鐘，用生粉收汁即可。

功效解析：本品能補腎益精，對腎虛的男性有明顯的滋補作用。

Tips：患有眼疾或消化道潰瘍的人應慎用胡椒粉。

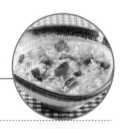

海參粥

材料：海參 50 克，大米 100 克，蔥花、薑末、鹽各適量。

做法：

1 將海參泡發，剖開腹部，挖去內臟，刮洗乾淨，切碎，加適量水煮爛。

2 將大米淘洗乾淨，與海參一併放入砂鍋內，加清水適量。

3 先用大火煮沸，再用小火煎熬 20 ～ 30 分鐘，以米熟爛為度；加蔥花、薑末、鹽調味即可。

功效解析：本品能健腎補血、補虛，常食對年老體弱、性功能減退者可起到有效的作用。

Tips：海參最好選用即食的，不用泡發，開袋即可用於烹調，方便省時。

青口（貽貝）

補腎抗衰

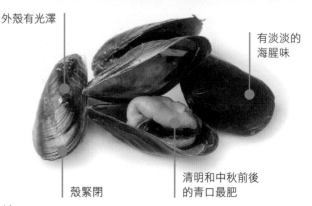

外殼有光澤

有淡淡的
海腥味

殼緊閉

清明和中秋前後
的青口最肥

養腎說

青口，學名貽貝，又名淡菜、殼菜、海虹，其味道鮮美，營養豐富，對促進人體新陳代謝，保證大腦和身體活動的營養供給具有積極作用。

青口有較好的補腎益精功效。《本草匯言》中記載：「淡菜，補虛養腎之藥也。」《隨息居飲食譜》中說它「補腎，益血填精」。經常適量食用青口可使腎臟的精氣充沛，功能旺盛，可起到抗衰老、延壽齡的作用。

青口性偏溫，更有溫腎壯陽的作用，對於有怕寒喜暖、手足欠溫、耳鳴、腰脊酸楚、兩膝酸軟、足跟痛等腎陽虛衰徵象的中老年人較為適宜。

新鮮青口煮至殼開口基本就熟了，煮久了，又老又硬，口感差不說，營養也會流失。

100 分搭配

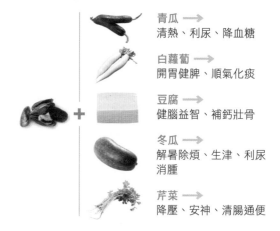

青瓜 ⟶
清熱、利尿、降血糖

白蘿蔔 ⟶
開胃健脾、順氣化痰

豆腐 ⟶
健腦益智、補鈣壯骨

冬瓜 ⟶
解暑除煩、生津、利尿消腫

芹菜 ⟶
降壓、安神、清腸通便

食療小偏方

◉ 治白帶過多

取適量青口洗淨，煮熟，取青口肉，用黃酒浸泡一夜後和適量韭菜炒食，每天吃 1 次。連吃 15 天。

◉ 治月經過多

取 50 克青口洗淨，煮熟，取青口肉，與 100 克瘦豬肉片加適量清水燉熟，調味後食用，每天吃 1 次。連吃一個月經週期。

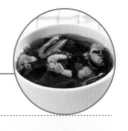

補腎、益精血、助腎陽

青口菠菜湯

材料：新鮮青口 500 克，菠菜 250 克，鹽、葱花各適量。

做法：

1 將青口用淡鹽水浸泡 30 分鐘，洗淨，煮熟，取青口肉，再取適量煮青口的清湯備用。

2 菠菜擇洗乾淨，焯水，瀝乾水分，切段。

3 湯鍋置火上，倒油燒熱，炒香葱花，倒入煮青口的清湯，大火燒開，放入菠菜和青口略煮即可。

功效解析：本品能補腎、益精血、助腎陽，對因腎虛引起的盜汗、腰痛、小便餘瀝、白帶增多有較好的療效。

Tips：青口本身自帶鹹味，煮青口湯味道鹹鮮，可以不用再加鹽調味了。

溫腎又固精

青口煎蛋

材料：新鮮青口 250 克，雞蛋 2 個，鹽、葱末各適量。

做法：

1 將青口用淡鹽水浸泡 30 分鐘，然後洗淨，煮熟，取青口肉。

2 雞蛋磕入碗中，打散，加葱末、鹽、青口肉攪拌均勻。

3 炒鍋置火上，倒油燒熱，淋入雞蛋液炒熟即可。

功效解析：本品溫腎又固精，適合有五心煩熱、頭暈耳鳴、失眠健忘、盜汗、腰膝酸軟、遺精早洩、大便秘結等腎虛症狀者食用。

Tips：若炒蛋不是用易潔鍋，油溫熱一些再炒，雞蛋不容易黏鍋。

泥鰍

男性養腎生精佳品

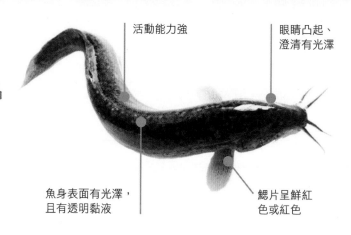

活動能力強

眼睛凸起、澄清有光澤

魚身表面有光澤，且有透明黏液

鰓片呈鮮紅色或紅色

養腎說

　　中醫認為，泥鰍味甘、性平，有補中益氣、祛邪除濕、祛毒化痔、消渴利尿、保肝護肝的功效，可用於皮膚瘙癢、水腫、肝炎、黃疸、痔瘡等症的治療。

　　泥鰍中含有一種特有的氨基酸，是精子形成的必要成分，不但能促進精子形成，還有助於提高精子的質量，對男性不育有一定效果。成年男子常食泥鰍有養腎生精、滋補強身之效，對調節性功能有較好的幫助，可防治早洩。

　　千萬不能生吃泥鰍，容易導致寄生蟲病。

100 分搭配

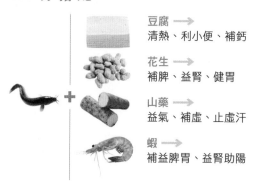

豆腐 ⟶
清熱、利小便、補鈣

花生 ⟶
補脾、益腎、健胃

山藥 ⟶
益氣、補虛、止虛汗

蝦 ⟶
補益脾胃、益腎助陽

食療小偏方

⊙ 治丹毒

取 20 條活泥鰍，先在清水中養一天，然後撈入小盆中，加 15 克白糖攪拌 10 分鐘，隨後取盆中的滑液糖漿塗在患處，乾即再塗。每天堅持這樣塗幾次，塗至腫脹、疼痛消失為止。

⊙ 治小兒盜汗

取 10 條活泥鰍，宰殺後去頭尾、內臟，洗淨，用油煎至金黃色，加適量水煮湯，讓小兒喝湯吃泥鰍肉，每天 1 次。連吃 5 ～ 6 天。

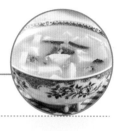

泥鰍豆腐羹

材料：活泥鰍 5 條，豆腐 1 塊，鹽、生粉各適量。

做法：

1　將泥鰍剖腹去腸洗淨，切段；將豆腐切成小塊，備用。

2　炒鍋中加入少量的油，至油燒至八成熱時，放入泥鰍爆炒，然後加入適量水煮沸。

3　加入豆腐，開鍋後煮 2 分鐘，加入鹽調味，並加適量的生粉勾芡即成。

功效解析：本品能養腎、抗衰老，尤其適合中老年腎虛者食用。

Tips：豆腐有豆腥味，烹調前如能用淡鹽水焯燙一下，可有效去除豆腥味。

補腎烏髮

芝麻黑豆泥鰍湯

材料：泥鰍 250 克，黑豆 50 克，黑芝麻 5 克，鹽適量。

做法：

1　將黑豆、黑芝麻炒熟；泥鰍淨膛洗淨，用鹽醃約 10 分鐘後，用開水汆過，撈起備用。

2　鍋加油燒熱後將泥鰍煎至兩面微黃，盛起。

3　另起鍋加適量清水，水燒開後加入全部材料（鹽除外），待再次燒開後小火燉約 2 小時，加入鹽調味即可。

功效解析：本品能補腎烏髮，常吃可以治療白髮早生、脫髮、髮質枯黃。

Tips：泥鰍魚身小，摸上去又滑溜溜的，不好宰殺，購買時可讓魚販幫忙宰殺好，回家直接烹調即可，很方便。

木耳

補腎氣　除耳疾

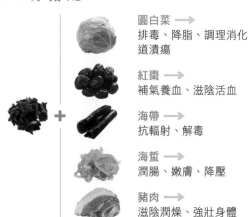

朵面烏黑有光澤

朵大小適度

朵片略微舒展

聞着有清香味，沒有異味

同樣大小的木耳較輕的為優質品

朵背略微呈灰白色

手捏易碎的含水量少，手捏不易碎的含水量多

養腎說

　　據《中華本草》記載：木耳味甘性平，主治氣虛血虧、肺虛久咳、咯血、痔瘡出血、崩漏、月經不調、跌打損傷等。現代醫學研究表明，木耳有減少血液凝滯的作用，對腦、心血管病患者頗為有益。

　　木耳是黑色的，中醫認為黑色是入腎的，能補腎，改善腎虛，強腎精，使腎氣充足；另外，木耳的形狀長得很像耳朵，按照中醫「以臟補臟」、「腎開竅於耳」的觀點，木耳與人的腎、耳朵有着神奇的對應關係，可起到補腎氣、強腎精、除耳疾的作用。木耳還能使腎結石縮小、排出。

　　泡發乾木耳的適宜水溫在15～25℃。木耳宜大火快炒，炒製時間長容易出黏液，吃起來不爽脆，沒有嚼勁了。

100 分搭配

圓白菜 ➞
排毒、降脂、調理消化道潰瘍

紅棗 ➞
補氣養血、滋陰活血

海帶 ➞
抗輻射、解毒

海蜇 ➞
潤腸、嫩膚、降壓

豬肉 ➞
滋陰潤燥、強壯身體

食療小偏方

◯ 治崩漏（功能性子宮出血）

取50克水發木耳，去蒂，洗淨，加水煮爛，起鍋前加50克紅糖煮化，每天分2次服用。連吃15天，月經期不宜食用。

◯ 治貧血、體虛

取25克水發木耳，去蒂，洗淨，與三四顆洗淨的紅棗，加水煮爛，起鍋前加適量冰糖煮化，每天1次，經常服食。

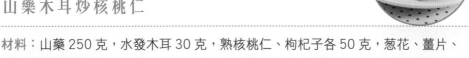

山藥木耳炒核桃仁

材料：山藥 250 克，水發木耳 30 克，熟核桃仁、枸杞子各 50 克，葱花、薑片、鹽、油各適量。

做法：

1 山藥洗淨，去皮，切片；木耳去蒂，洗淨；枸杞子洗淨。

2 燒熱油鍋，葱花、薑片爆香，先將木耳與山藥片入鍋大火快炒，加鹽，放入核桃仁、枸杞子翻炒均勻即可。

功效解析：本品能補腎益氣，適合腎氣虛損型早洩、伴面色蒼白、頭暈耳鳴、腰脊酸軟、小便頻數者食用。

Tips：山藥切好後浸泡在淡鹽水中，能防止其氧化發黑。

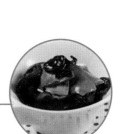

木耳蒸豬腰

材料：豬腰 1 個，乾木耳 10 克，黃酒、鹽、薑末、葱末各適量。

做法：

1 豬腰除去腰腺，洗淨，切片；木耳用水發好，摘去蒂，洗淨。

2 把豬腰和木耳與黃酒、鹽、薑末、葱末拌好，放入碗中，上鍋隔水蒸熟。

功效解析：本品有補腎、強腰的作用，可用於腎虛腰痛的調養。

Tips：血脂偏高者、高膽固醇者最好不吃豬腰。

蝦

趕走腎氣虛弱、腎陽不足

蝦頭與身體緊密相連

蝦身有一定的彎曲度

蝦殼發亮、堅硬

肉質緊致

蝦身表面手感滑溜，沒有黏液

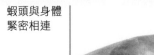

養腎說

蝦營養豐富，是身體虛弱及病後需要調養者的極好食物。蝦含有豐富的鎂；鎂對心臟活動具有重要的調節作用，能保護心血管系統。

中醫認為，蝦味甘性微溫，有補腎壯陽的功效，對腎陽虧虛者有一定的食療效果，凡是因為腎氣虛弱、腎陽不足所致的身體虛弱、神經衰弱、性冷淡、腰腿軟弱無力、筋骨疼痛及男性陽痿、遺精、早洩、不育等，都宜用蝦來進行食療和改善。蝦按產地來源不同，可分為海水蝦和淡水蝦兩類，皆有補腎壯陽的功效。

在煮蝦的水中加適量醋，不但能使煮熟的蝦顏色鮮紅亮麗，而且蝦殼也很容易剝下來。過敏體質者，如患過敏性鼻炎、支氣管炎、反復發作性過敏性皮炎皮膚敏感的人不宜吃蝦。

100 分搭配

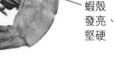

青椒 ➞
增強身體免疫力、開胃消食

白菜 ➞
清熱解毒、增強體質、補充精力

油菜 ➞
補肝腎、活血化瘀

豆腐 ➞
益氣血、開胃生津

枸杞子 ➞
滋陰補虛、養腎護腎

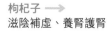

食療小偏方

○ 治麻疹透發不暢

取 200 克芫荽擇洗乾淨，切段；取 100 克蝦，剪開蝦背，去掉蝦頭，煮熟，去殼取蝦肉，加些調味料與芫荽拌食。每天吃 1 次，連吃 5～7 天。

○ 消水腫

取 3 隻蝦洗淨；取 150 克帶皮冬瓜，去籽洗淨，切塊，與蝦同煮，簡單調味後食用。每天 1 次，連吃 3～5 天。

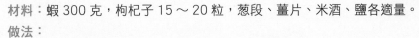

清蒸枸杞蝦

材料：蝦 300 克，枸杞子 15～20 粒，葱段、薑片、米酒、鹽各適量。

做法：

1 蝦洗淨，去除鬚角，並且挑除蝦腸，洗淨瀝乾備用。
2 將蝦分別排入深盤中，每隻蝦不可重疊，撒上枸杞子，鋪上葱段、薑片，滴入米酒，撒上鹽即可。
3 蒸鍋中倒入 2 杯水，大火煮開，放入裝好枸杞子和蝦的盤，隔水蒸 5～7 分鐘即可熄火端出。

功效解析：本品能強腎健腎，促進女性排卵，增強性功能，提高生育能力。

Tips：用剪刀剪開蝦背，用牙籤可以輕鬆地挑除蝦腸。

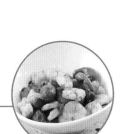

補腎壯陽、固精益氣

腰果蝦仁

材料：腰果 100 克，蝦仁 250 克，雞蛋 1 個（取蛋白），鹽、麻油、葱末各適量。

做法：

1 腰果用油炸熟備用；蝦仁洗淨瀝乾水分。
2 將鹽、麻油、葱末、蛋白混合攪拌均勻，放入蝦仁浸泡 1 小時。
3 將蝦仁中多餘的調味料瀝掉，放入熱油中滑炒至熟，再將油濾掉，將蝦仁與腰果拌勻即可。

功效解析：本品能補腎壯陽、固精益氣，對腎虛引起的腰痛、遺精、盜汗、耳聾等症有一定的療效。

Tips：家裏有烤箱的，可以將腰果送進烤箱烤熟，方便又省時。

食養補腎的 7 個宜忌

宜低鹽飲食

中醫認為五味（酸、苦、甘、辛、鹹）之中，鹹入腎，適度的鹹可以養腎，過鹹則傷腎。我們吃進身體內的鹽分95%是由腎臟代謝的，吃得過鹹，會加重腎臟的負擔，再加上鹽中的鈉會導致人體的水分不易排出，又進一步加重腎臟的負擔，從而引起腎臟功能的減退。醫學研究還發現，長期高鹽飲食可導致腎炎等腎臟疾病。所以，為了腎臟的健康，宜低鹽飲食，建議成人每天的攝鹽量應控制在6克以內。要少吃鹹菜、醬菜、臘肉、即食麵、薯片等含鹽量高的食物，醬油、黃豆醬、豆瓣醬等含鹽的調味料也應少吃。烹調時可放一些醋、白糖、薑片、蒜末、芥末、芝麻醬等來調味，有助於減少鹽的用量，還能使菜肴吃起來比較可口。

宜適量多喝水

腎臟是人體最重要的排毒器官之一，適量多喝些水能稀釋毒素的濃度，促進腎臟新陳代謝，將更多毒素通過尿液排出體外，可減輕腎臟的負擔。成年人每天應喝水1500～2000毫升，最好喝白開水。每次喝水最好慢慢地一小口一小口的喝，喝水太快易引起脹氣；此外，每次飲水量不宜多，以200毫升左右為好。

宜吃黑色食物

傳統中醫學把不同顏色的食物歸屬於人體的五臟：紅色入心、青色入肝、黃色入脾、白色入肺、黑色入腎。黑色食物既能補腎，又對腎精有很好的固攝之效，是養腎、養精的上好選擇。現代營養學研究證實，黑色食物中富含維他命E、硒、花青素等抗氧化物質，具有較強的抗氧化作用，可以清除人體的自由基，對抗衰老，所以黑色食物是可以抗衰老的，而衰老正是腎虛的表現，這就是黑色食物補腎的現代解釋。常見的黑色食物有：黑米、黑豆、黑芝麻、木耳、海參、海帶等。

忌飲濃茶

濃茶氟的含量較高，而腎臟是氟的主要排泄器官，當人體攝入過量氟，超過腎的排泄能力時，會導致氟在腎臟內蓄積，過量的氟滯留腎臟能引起腎臟皮質與髓質腎小管損傷。因此，每次泡茶時茶葉的用量不宜超過5克，每天不超過兩道茶；普洱茶、磚茶中氟的含量較多，應少喝。

此外，許多人認為喝濃茶能解酒，其實，濃茶非但不解酒，還會更傷腎。酒後飲濃茶，濃茶中的茶鹼能迅速對腎臟發揮利尿作用，可使來不及分解的乙醇過早地進入腎臟，還沒有分解的乙醇對腎臟有較大的刺激性，會損害腎功能，嚴重者可危及生命。解酒忌飲濃茶，應多喝些鮮榨果汁或蜂蜜水。

忌吃海鮮時喝啤酒

夏天時很多人喜歡邊吃海鮮邊喝啤酒，這種方式被腎內科醫生稱為「最傷腎的吃法」。海鮮是高蛋白食物，富含嘌呤和苷酸成分，與啤酒搭配在一起食用，會產生過多的需要由腎臟代謝的尿酸和尿素氮等物質，可加重腎臟負擔，容易引發高尿酸血症，甚至腎結石、尿毒症。

忌吃過多冷食

過多食用冷飲和冷食也會很傷腎，因為涼氣會影響腎臟的血液循環，腎小球的供血也會出現問題，可能導致腎小球萎縮或鈣化，易引發腎炎，出現蛋白尿與血尿。中醫認為，人生百病，皆因於風（木）、寒（水）、暑（君火），濕（土）、燥（金）、火（相火）六邪；寒屬水，腎也屬水，寒邪最易耗傷腎陽。所以，即使在炎熱的夏季也要忌吃過多的冷食。

忌高蛋白質飲食

長期攝入高蛋白質飲食會使腎臟長期處於「超負荷」狀態，可增加腎臟負擔，使得腎臟過早損壞，導致腎臟硬化。

身高 − 105 ＝標準體重，再用標準體重乘以0.8 ～ 1.8，即為你一天的蛋白質攝入量（這個公式適用於成年人）。現在很多職場人士經常應酬，過量食用大魚大肉，導致蛋白質攝入量超標，這是很不利於腎臟健康的。雞蛋、牛奶、肉類、海鮮以及豆類都含有較高的蛋白質，如果同時又補充高蛋白質營養品，當心！別累壞了自己的腎臟！

第三章

日常養腎不可少

小習慣成就大健康

中醫認為：腎為先天之本，
養腎護腎可抗衰防老，強身健體。
而腎臟格外嬌嫩，容易受損，
平日裏應從良好的生活習慣入手，
注重細節養生。長期堅持，
便能照顧好我們的腎臟。

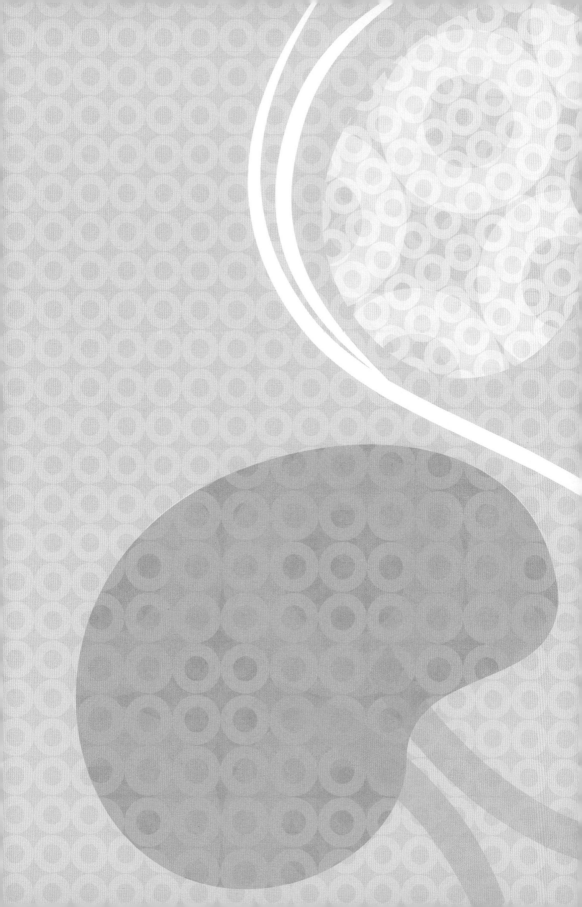

護腰更健腎

中醫認為：「腰為腎之府」。這五個字的意思很簡單：腰是腎臟的家，腎臟是腰的主人。古話還說：「腎氣一虛，腰必痛矣。」腎主骨生髓，如果腎精不足，骨的支撐力就會減弱，那麼，首先受到影響的就是腰部。所以，護好腎應先護腰。上班族每工作一個小時左右，應起身活動活動，最好能輕輕走動一兩分鐘，能緩解久坐對腰的傷害。

女性護腰方面：長時間站立、行走的女性儘量少穿高跟鞋，穿高跟鞋容易增加腰部的勞累感；女性還要做好避孕措施，流產次數多容易傷腎；女性在坐月子期間，要穿長衣服保護腰部，以免落下腰痛的毛病；月經期和哺乳期最好不穿低腰褲，注意腰部的保暖。

男性護腰除了要注意保暖外，還要避免久坐或從事過重的體力勞動。另外，控制體重也能有效保護腰部，有啤酒肚的男性，就像在腰上掛了一個大沙袋，使得身體的重心向前傾，大大增加了腰部的負擔，為了保護腰部的健康，一定要努力減掉啤酒肚。

性生活適度填精養腎

夫妻之間的性生活一定要適度，房事不節制對腎精、腎氣的傷害很大。一般來說，夫妻性生活的次數與年齡基本成反比，即年齡越大，性生活的次數越少。20～30歲每週宜過3～5次性生活，30～45歲每週宜過2～3次性生活，46～60歲每週宜過1～2次性生活。具體的性生活次數還要根據個人的身體狀況、情緒等情況而定，只要性生活後不出現腰酸背痛、精神不集中、疲勞等症狀，就說明性生活的頻率是適度的。

另外，注意性生活衛生很重要，不然容易引起腎盂腎炎。性生活前，男女雙方都應清洗一下外生殖器，以免男性陰莖上或女性陰道口的污物被帶入陰道內，引起炎症。男性要注意清洗陰莖和陰囊的表面，把包皮向陰莖根部牽引，完全暴露龜頭，加以清洗。女性要注意對大小陰唇間、陰道前庭部的清洗，陰道內不需要清洗。性生活後，女性應小便一次，並及時清洗外陰。另外，床單、被褥也應清潔乾淨。

保養腎臟不憋尿

在水液本該通過尿液代謝的時候不讓尿液排出，就會使尿液中的有毒有害物質滯留體內，從而破壞腎的正常氣化功能，雖然一時不會立即致病，但時間長了，卻會引起腎功能失調，甚至導致嚴重的腎臟疾病。另外，尿液在膀胱內儲存過久導致細菌繁殖，易引起膀胱炎、尿道炎，還會增加產生尿道結石和腎臟結石的機會率。所以，應該儘量不憋尿，有尿意時及時排尿；在長時間旅途或長時間會議、活動之前應上廁所，提前解決好排尿問題。

護腳保暖能養腎

注意雙腳的保暖是養腎的一種方法。俗話說「寒從腳下起」，腳受寒的話，容易影響人的腎氣、腎陽。因此，雙腳要特別注意保暖。夏季睡覺時不要將雙腳正對電風扇或空調直吹；每坐2～3個小時之後，應起身走動10分鐘，以促進腳部的血液循環；嚴寒的冬天不能愛美穿單鞋不穿厚的棉鞋；不要光腳在潮濕、寒涼的地方長時間行走。

另外，每天晚上9點左右，用熱水泡泡腳，可起到暖腳養腎的作用。老年人一般泡20～30分鐘為宜，但身體虛弱、血壓低的老年人，泡20分鐘就足夠，以防泡腳時間過長引起血管擴張，導致血壓降低；年輕人每天泡腳15～20分鐘就可以；少年兒童的皮膚比較細嫩，泡腳最好不要超過10分鐘。泡腳的水溫不宜過熱或過涼，一般維持在38～43℃為宜，泡腳後，建議不再進行其他活動，隔數分鐘即入睡，補腎效果更佳。

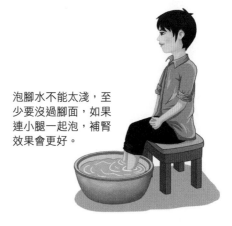

泡腳水不能太淺，至少要沒過腳面，如果連小腿一起泡，補腎效果會更好。

多打哈欠 + 伸懶腰能養腎

《黃帝內經》中有「腎主欠」的記載，説明打哈欠和腎有關係的理論古時候就有。打哈欠其實就是一種深呼吸，也叫腹式呼吸，是中醫裏講的氣沉丹田。中醫認為，肺主氣，腎納氣，呼吸深長，息息歸腎，腎氣充足。多打哈欠，能讓身體攝入更多的氧氣，可以起到養腎的作用。此外，打哈欠時一定要配合伸懶腰的動作，伸懶腰是打哈欠的導引，能讓身體氣血更通暢，可以起到補充腎氣的作用。但如果出現無原因的頻繁打哈欠，千萬不要掉以輕心，應到醫院做一下腦CT檢查，臨床研究發現，有70%～80%的缺血性腦中風病人，在發病前一周左右，會因大腦缺氧、缺血而出現頻繁打哈欠的症狀。

慎選慎用化妝品，遠離腎損害

許多女性在使用化妝品後，莫名地引發內臟疾病，尤其是腎病較為多見。經醫生檢查發現，這類女性得腎病的主要原因，是使用了含有重金屬成分的化妝品。重金屬對人體有毒害作用，如果被添加在化妝品中，重金屬成分可通過皮膚直入腎臟。腎臟是重金屬最重要的解毒和排泄器官，攝入過多的重金屬會蓄積於腎臟，累積到一定程度即可引起腎損害。

國家對化妝品的重金屬含量有嚴格的標準，如果產品正規，含量不超標的話，日常使用並不會對腎臟產生多大的危害。這要求我們在選購化妝品時要擦亮眼睛，要查看「三證」，即生產許可證、衛生許可證、產品合格證，如果是進口化妝品，還要看有沒有中文標識，是不是標明了進口化妝品衛生許可證批准文號，以及進出口商品專有的CIQ標識。一些美容院自製的、沒有成分標識的產品儘量不要購買。

儘量不用聲稱見效快的美白產品，美白產品如果立竿見影、作用明顯，那麼產品中很可能含有鉛或汞等重金屬成

分，因為鉛與汞確實有令皮膚迅速變白的作用。據工商部門最新的化妝品調查顯示，市售23%的美白祛斑化妝品汞含量超標，最高超過國家標準的4萬多倍。

睡好覺能養腎

良好的睡眠對於氣血的生化、腎精的保養有着重要作用。保持充足的睡眠，不熬夜以及正確的睡姿，對養護腎臟都是非常有好處的。

睡前喝一杯熱牛奶、睡前避免做過分勞力或勞心的事情，睡覺時頭朝北腳朝南、養成關燈睡覺的習慣，這些都有助於獲得良好的睡眠。

不熬夜能防腎氣早衰

充足的睡眠對於養腎氣很有幫助。現代人工作壓力大，加班熬夜已經習以為常，長此以往，體力大量耗損，就會出現「陰虛陽亢」現象，進而導致腎氣早衰。臨床發現，許多患有腎功能衰竭的人，都有過度熬夜、睡眠不足、過度疲勞的情況。所以想養腎，就應養成健康的生活作息習慣，保證充足的睡眠，避免熬夜，早睡早起。

這些睡姿能養腎生陽

睡眠時採取道家的還陽臥、混元臥這兩種睡姿，可以養腎氣、生陽氣。還陽臥即身體仰臥平躺，髖關節放鬆，兩腿彎曲，小腿向內收，兩腳心相對，腳後跟正對着會陰處，兩手心放在大腿根部附近，掌心向着腹部。混元臥還是保持身體仰臥平躺的姿勢，兩腳心相對，兩手重疊或十指交叉後放在頭上，手心對着頭頂的百會穴。

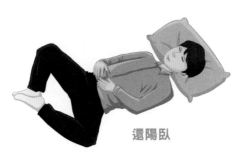

還陽臥

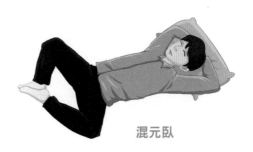

混元臥

保持大便通暢可養腎

大便秘結，會導致排便不暢，宿便蓄積，濁氣上攻，不但可使人胸悶氣促、心煩氣躁，而且會傷及腎臟，導致噁心嘔吐、腰酸、身體疲倦。因此，消除便秘，保持大便通暢，也是一種養腎的方法。

中醫認為，便秘雖然病位在大腸，但與肺、脾、腎三臟有關，尤其與腎的關係最為密切。明朝中醫學家趙獻可在《氣虛中滿論》中指出：「腎開竅於二陰，腎氣化則二便通。」中國金元時期着名醫學家李東垣曾説：「腎司二便，主五液，津液盛則大便如常。」《沈氏尊生書·大便秘結源流》中記載：「大便秘結，腎病也……益以腎主五液，盛則大便調和。」

預防便秘，飲食上宜適量多吃些粗雜糧和新鮮蔬果，因為粗雜糧和新鮮蔬果富含膳食纖維，可刺激胃腸蠕動，有助於排便；還應適量多喝些水，喝點酸奶、蜂蜜水等。

另外，早晨時間緊迫，或工作緊張忙碌，有了便意也不及時排便，常常忍着，就容易引起便秘問題，有了便意要及時排便，不宜忍便；多動對於預防便秘也是很有好處的，多做全身運動，如游泳、打太極拳、步行等都可以有效緩解便秘。

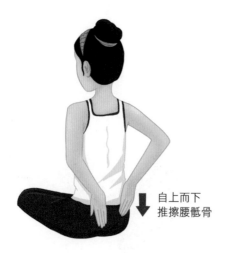

↓ 自上而下
推擦腰骶骨

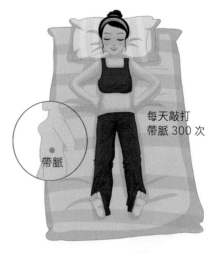

每天敲打
帶脈 300 次

帶脈

經常做以上兩個小動作，可有效緩解便秘。

養腎的最佳時辰

養生，不僅要符合一年四季節氣的變化，還要符合一日十二時辰的規律。中醫認為，人體內的經氣好似潮水一樣，會隨着時間的流動，在各經脈間起伏流注，並且每個時辰都會有不同的經脈「值班」，如果能夠順應這種經脈的變化，採用不同的保養方法，就能達到較好的養生效果。

西時（17:00～19:00）是腎經「值班」的時間，是補腎的最佳時辰，此時人體的氣血流注於腎經與腎，此時是調養腎經、保養腎精的最佳時機，對腎經拍打或刺激就是對腎最好的保養，凡是針灸補腎穴位、服補腎藥物，也都是西時療效最佳。

另外，此時也是腎臟的排毒時間，此時多喝些水、吃些黑色的食物，均能促進腎臟排毒。因為腎臟本身就是一個產生尿液、排泄廢物的器官，從心臟輸出血量的25%經過腎臟，通過腎臟的濾過、重吸收和稀釋濃縮功能，保留人體所必需的物質，排泄無用的代謝廢物及毒性物質。此時，讓腎臟好好的排排毒，才更有益於腎臟的健康。

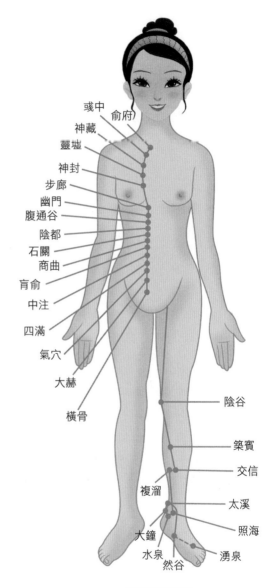

或中　俞府
神藏
靈墟
神封
步廊
幽門
腹通谷
陰都
石關
商曲
肓俞
中注
四滿
氣穴
大赫
橫骨

陰谷
築賓
交信
複溜
太溪
照海
大鐘
水泉
然谷
湧泉

腎經循行圖

護齒健齒益於養腎精

中醫認為：腎為先天之本，而脾為後天之本，先天的腎精需要後天脾化生的氣血來提供營養。而健康的牙齒，易於將食物咀嚼得比較細碎，更易於被脾吸收運化，用水穀精微來滋養腎精。因此，牙齒健康可促腎精之養，從某種意義上講，保護牙齒就是保護腎臟。

用溫水刷牙、漱口

刷牙、漱口用35～36℃的溫水最為適宜。因為牙齒和牙齦在35～36℃的環境中，才能進行正常的新陳代謝，水溫過熱或過冷都會刺激牙齒和牙齦，引起牙齒敏感、牙齦出血，甚至會導致口腔潰瘍、牙齦炎及牙周炎等病症。此外，用溫水刷牙、漱口，還有助於清除齒縫間的食物殘渣和細菌，可起到護牙潔齒、預防牙病的作用。中醫認為，「齒為腎之餘」、「腎喜溫惡寒」，保持牙齒的溫潤對腎臟有益。

正確刷牙

正確的刷牙方法是護齒健齒的關鍵。每天堅持用正確的方法刷牙，能去除和干擾牙菌斑的形成，清除牙齒上的食物殘渣和外源性着色，還能通過按摩牙齦促進牙周組織的血液循環，提高牙齦對有害刺激因素的抵抗力，增強牙周組織的防禦能力，維護牙齦健康，使牙齒更強健。我們每個人都應養成早晚各刷一次牙的好習慣，還應定期更換牙刷，那些刷毛已倒伏捲曲、失去清潔作用的牙刷，應當扔棄。

❶ 刷牙時，牙刷與牙齦線成45度，從牙齦線開始擺動牙刷。

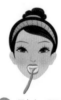

❷ 刷每顆牙的內側時，牙刷與牙齦線也成45度，從牙齦線開始擺動牙刷。

❸ 刷每顆牙的咀嚼面時，刷毛指向咬合面，稍用力前後來回刷。

❹ 清潔上下門牙，將牙刷放在牙齦處，從下往上，或從上往下刷。

❺ 來回輕刷舌面，清除口腔細菌，清新口氣。

久聽傷腎，減少戴耳機時間

如今巴士上、地鐵裏，隨處都能見到戴着耳機聽音樂、看視頻的人。中醫認為腎開竅在耳，腎主藏精，過聽會擾精傷腎。防止過聽，耳機的音量不要超過播放器最高音量的2/3，調試得跟平常說話的聲音差不多為好，在嘈雜的戶外最好不要戴耳機聽音樂等，因為外部環境噪音過大，想要聽清楚耳機裏的聲音，就必須提高音量，勢必對耳朵及聽力帶來過大的刺激。另外，未成年人每天戴耳機的時間不超過1～2小時，成人每天戴耳機的時間不要超過3～4小時，並且每次佩戴耳機30～40分鐘後，就要摘下耳機，讓耳朵得到充分的休息。

注意護膚，預防皮膚病傷腎

皮膚病也會引起腎病，這絕不是危言聳聽。這類皮膚病主要是膿皮病和瘙癢性皮膚病，前者包括毛囊炎、膿皰瘡、癤等疾病，後者包括蟲咬皮炎、濕疹、丘疹性蕁麻疹、足癬等。當身體抵抗力降低時，如搔抓後皮膚破潰，鏈球菌、金黃葡萄球菌等化膿性球菌就會乘虛而入，如不及時治療，化膿球菌就容易侵犯腎臟，引起腎小球腎炎。

預防皮膚病，除了要增強免疫力之外，還應保持皮膚乾燥清潔，不要過多使用鹼性皂，以免降低皮膚對外界刺激的保護作用；另外，還應積極治療瘙癢性皮膚病，避免搔抓、熱水燙、鹽水洗。瘙癢劇烈時宜用毛巾包着冰塊冷敷、輕輕拍打等溫和的方法止癢；如發現皮膚破損引起化膿，最好請醫生幫忙處置，以避免皮膚感染的情況發生。

警惕扁桃腺炎引發腎病

扁桃腺炎分為急性和慢性兩類，慢性扁桃腺炎多是由急性扁桃腺炎反復發作或局部炎症遷延不愈而致。扁桃腺反復發炎，那些引起扁桃腺發炎的病毒、細菌等就會通過全身血液循環和淋巴液循環等途徑感染腎臟，從而誘發腎炎，對人體的危害很大。

有如下這些情況時，宜考慮切除扁桃腺：一年有四次或四次以上的扁桃腺發炎；兩年內每年扁桃腺炎發作三次或三次以上；有過一次或一次以上扁桃腺膿腫。成年人如果切除扁桃腺不會對免疫系統造成不良影響，因為人體自5歲以後，扁桃腺的局部免疫功能會逐漸被全身體液及細胞免疫所取代，但5歲以下兒童應慎重切除扁桃腺。具體情況根據醫生診斷決定。

日常生活中想要預防及緩解扁桃腺炎，就要經常鍛煉身體，加強免疫力，防止受風感冒；忌煙酒過度，少吃辛辣等刺激性食物，上火的、補氣的食物也應少吃；要避免着涼、過度勞累等；注意個人衛生，宜勤洗澡、勤換洗衣服、勤曬被褥。

此外，常按摩耳部、手指、腳趾上的扁桃腺反射區，對扁桃腺發炎可起到較好的預防作用，並且當扁桃腺發炎時進行相應按摩，可迅速緩解不適症狀，加速炎症的消退。

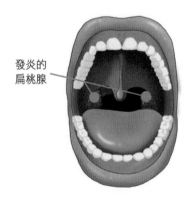

發炎的
扁桃腺

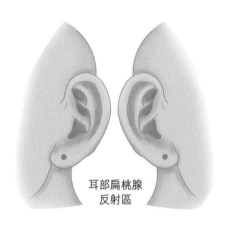

耳部扁桃腺
反射區

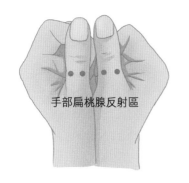

手部扁桃腺反射區

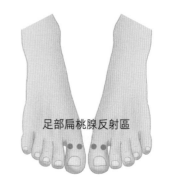

足部扁桃腺反射區

合理用藥護腎臟

是藥三分毒，如果病情需要用藥物時，可在醫生的指導下選擇對腎臟損害較小的藥物。對具有潛在腎毒性的藥物，要嚴格掌握用藥指引與方法、劑量、療程。同時，在用藥期間還應多喝水，以促進藥物的排泄。忌盲目迷信「劑量大，藥勁猛」的不科學用藥觀念，自行加大服藥劑量，單次用藥劑量過大，會使腎臟受損；不宜擅自聯合用藥，以免用藥品種過多，造成重複用藥，而加重腎臟的負擔。

● 三類藥物容易引起腎損害

藥物類別	藥物名稱
解熱鎮痛藥	布洛芬、芬必得、消炎痛、炎痛喜康、阿司匹林、非那西丁、保泰松
抗菌藥	氨苄西林、羧苄西林、利福平、磺胺、新黴素、慶大黴素、卡那黴素、四環素、鏈黴素、妥布黴素、多粘菌素、萬古黴素、二性黴素B、青黴素G、新青黴素Ⅰ、新青黴素Ⅱ、土黴素及先鋒黴素（Ⅱ、Ⅲ、Ⅴ、Ⅵ）
中草藥	雷公藤、益母草、草烏、蒼耳子、苦楝皮、天花粉、馬兜鈴、天仙藤、關木通、青木香、廣防己

注：以上藥物所導致的腎損害常與過量應用或長期大劑量服用有關

預防感冒有益於護腎

感冒是腎病的「導火索」，臨床醫學調查數據顯示，在發生腎病的人群中，有39%以上的患者發病前有明顯的感冒前期症狀，因感冒而導致腎病發生的原因遠遠高於其他病因。就拿腎炎來說，腎炎是上呼吸道感染、鏈球菌感染引起的一個腎臟的免疫反應性疾病，感冒是它發作的一個誘因，大約有七成的腎炎都是感冒引起的。如果感冒後兩三天至兩周內出現腰酸、眼皮腫、腿腫等症狀，應去醫院做個尿常規檢查，儘早發現腎炎的苗頭有助於病情的恢復。預防感冒能減少對腎的傷害。

平日裏我們若想預防感冒，應該這樣做：加強鍛煉，增強體質；視氣溫增減衣物；減少公共場合的逗留時間，勤洗手；保持心情舒暢，及時減壓，不熬夜等。這都有助於提高自身的免疫力，有效預防感冒。

此外，人體有幾個穴位，經常按摩可激發體內免疫功能，從而減少感冒的發生。想通過按摩的方法來預防感冒，應重點按摩「迎香穴」和「天突穴」。

迎香穴位於人體的面部，在鼻翼旁開約1厘米皺紋中，左右各1穴。自我按摩時將雙手的食指指尖放在迎香穴上，做旋轉按揉，鼻吸口呼，吸氣時向外、向上按揉，呼氣時向裏、向下按揉，連做8次。按摩力度以有酸脹酸脹感為宜。

天突穴位於頸部前正中線上，兩鎖骨中間的胸骨上窩中央處，位於肺的最上端，對呼吸道有良好的「養護」作用，有助於感冒等呼吸系統疾病。自我按摩時將拇指垂直於胸部按壓，以出現酸脹感為宜，每次按壓要持續幾秒鐘，按壓1～20次，力度以微微酸痛為宜。

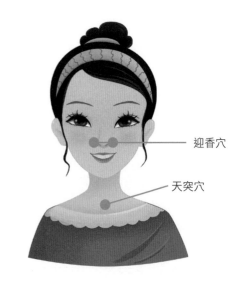

迎香穴

天突穴

控制好血壓能護腎

為了腎臟的健康，每個人都應控制好自己的血壓，減少高血壓的出現。因為高血壓會引起腎小動脈血管硬化，還會損傷腎臟血管的內皮細胞，使微量白蛋白漏出，損害腎臟功能，嚴重可導致腎功能衰竭。

理想的血壓是多少

理想的血壓應該是120/80毫米汞柱。如果是偶爾的一次血壓高，不能認為是高血壓。健康人血壓暫時升高會很快恢復，當出現血壓持續較高的狀態，就成了高血壓。在未使用降壓藥的情況下，非同日3次測量上肢血壓舒張壓大於等於90毫米汞柱，或收縮壓大於等於140毫米汞柱，考慮為高血壓。

規避導致血壓升高的因素

1. 高鹽飲食。鹽中的鈉易使血壓升高，吃鹽越多，攝入的鈉越多，就會引起高血壓。

2. 工作生活壓力大。壓力容易造成人體內的兒茶酚胺分泌增多，它們會引起血管的收縮，心臟負荷加重，引發高血壓。

3. 脾氣急躁。脾氣急躁與高血壓的發生有着密切的關係，脾氣急躁的人更容易發生高血壓，因為一些促使血管收縮的激素在發怒、急躁時分泌旺盛，而血管收縮便會引起血壓的升高。

規避了以上容易導致血壓升高的因素外，還應保持健康的生活方式：每週進行3～5次的運動，可以步行、慢跑、游泳、騎車、打太極拳，每次運動30分鐘左右；徹底戒煙並避免被動吸煙；飲食清淡，多吃新鮮蔬果，適量吃魚、禽、蛋、瘦肉，少吃肥肉、動物內臟，適量飲酒不貪杯。

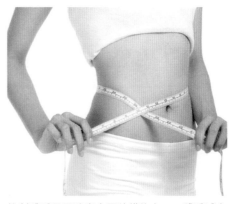

控制體重是預防高血壓的措施之一。體重減少1千克，血壓下降約1毫米汞柱。男性腰圍應小於90厘米，女性腰圍應小於85厘米。

四季養腎宜忌

春季養腎宜忌

中醫認為，肝屬木，旺在春季，所以春季要注意養肝。但是肝臟還有一位令人尊敬的母親——腎。為什麼「腎為肝之母」呢？因為肝血有賴於腎精的滋養，腎精足則肝血旺，如果腎精虧虛就會導致肝血不足。那麼春季陽氣升發，容易出現肝火旺盛的情況，可導致腎陰不足，所以春季不僅要養肝，還要護腎。

飲食方面，陰虛體質者宜多吃些銀耳、蜂蜜、海參、荸薺（馬蹄）等滋潤之品以滋養肝腎之陰，防止肝火過盛。

穿着方面宜上薄下厚。因為《黃帝內經》中説：「人體陽氣根植於腎精。」春季隨着陽氣回升，腎中陽氣也會逐漸升發，而腎居腰府，陽氣從此處向全身散佈，一旦有風寒入侵，陽氣便會被困於下，使腰以下的血液循環受阻，出現腰膝酸軟、疼痛麻木等不適感。因此，初春時節，下身的褲子、襪子、鞋子，一定要穿得厚點、暖和點。

忌性生活過度。因為春季陽氣升發，人體的各項生理機能都活躍旺盛，性慾也會特別旺盛，如果不加節制，會出現「房勞過度」，使腎中精氣受損。

夏季養腎宜忌

跟春季、秋季、冬季相比，夏季的陽氣最為旺盛，但中醫認為，夏季養生重在養陽。很多人會問，那為什麼這個時候還要養陽，不會「火上澆油」嗎？這是因為在自然界陽氣旺盛的時候要順時而為，宜於養陽，也易於養陽；夏季人們活動增加，出汗增多，人體陽氣趨於體表而虛於體內，而人們又有貪涼的習慣，陽氣容易消耗，養陽是必須的。夏季養陽就要避免損陽，因為陽氣消耗過度，最終損傷的是腎陽。

此時，做一些戶外活動，讓身體吸收自然界陽氣的精華，更是夏季養陽補腎必不可少的，但運動時忌大汗淋漓，因為出汗過多容易損傷陽氣。

飲食上宜吃些生薑，俗話説「冬吃蘿蔔夏吃薑」，薑能溫中散寒、回陽通脈，此時吃些薑是夏季養護腎陽的好方法。

最重要的是莫貪涼，忌大量喝冷飲、吃雪糕，忌長時間吹空調，這些做法都會對腎陽造成損傷。夏季不貪涼，才能保持「火力」，讓腎健而不虛。

秋季養腎宜忌

夏天天氣炎熱，腎消耗比較大，到了秋季容易腎虛，所以秋季應注意養腎。秋季注意養腎，等冬天到來時，身體就有足夠的熱量和能量來抵禦寒冷。秋季養腎還有利於強身健體、預防疾病，有助於預防換季引發的感冒以及其他呼吸系統疾病，以達到養腎精、補肺氣的功效。

飲食方面，忌在立秋時就進補，因為剛立秋，天氣還有些炎熱，老百姓常說的「秋老虎」就是在這個時候，如果此時就開始進補，身體會上火，無論對腎還是其他臟腑的健康都不利，宜在天氣慢慢轉涼的中秋以後再進補。

宜適量運動，有助於增強腎的功能，提升體內的正氣，增強身體抵抗力。

另外，宜根據氣溫的變化穿衣，不要天氣降溫了還抱着「春捂秋凍」的穿衣觀點，天氣涼時多穿一件衣服，就能讓體內的熱量少散發出去一部分，無形之中，可以讓腎的能量多一些。

冬季養腎宜忌

中醫認為，冬季萬物蟄伏，主收藏。腎是人體主收藏的最大功臣，它既要為維持冬季收藏準備能量，又要為來年春季的生發積蓄力量。因此，冬季養生腎為先，冬季一定要加強對腎的保養。

飲食方面，冬季養腎應多吃些黑色食物。中醫認為黑色入腎，即黑芝麻、黑豆、海帶、木耳、黑米等黑色食物，有益於人體在冬季養腎，幫助我們健體強身。

日常宜注意背部的護養，做艾灸、中藥薰蒸和背部熱敷都能起到護腎養腎作用。特別是冬至及冬至前後三天，要做一下艾灸。

冬季的主氣為寒，易傷人體陽氣，而保證腎氣旺的關鍵就是防止寒氣的侵襲。所以冬季忌不注重腰腹部和足部的保暖，這樣會導致寒氣侵入體內，易引起腎陽虛，使腎氣虛弱，加重腎的負擔。

冬季養腎主要是養藏，養藏就是養腎。宜早睡晚起，有利於陽氣的潛藏和陰精的積蓄，對健康有益。宜適當活動，出點汗，但應以微微出汗為度，汗多洩氣，有悖於冬季陽氣伏藏之道。

第四章

運動養腎

強身健腎添活力

生命在於運動。
適量做一些帶氧運動或一些小動作，
不但可以增強體質，
還可以達到護腎健腎的功效。
身體強健、腎臟健康，
整個人自然充滿活力。

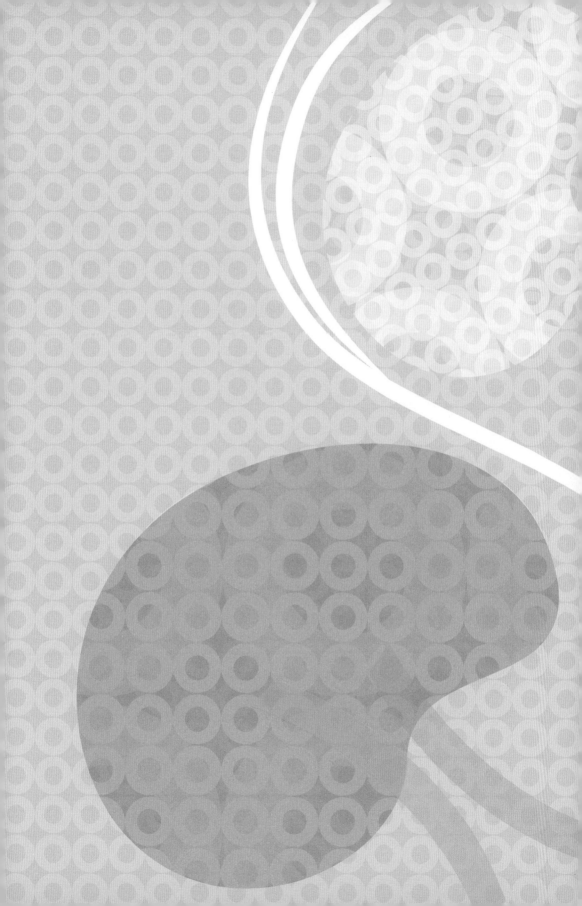

養腎大動作

散步

散步時腳跟着地的同時能刺激腎經穴位，可起到強腎、調理腎氣虛衰的作用。醫學研究發現，每週散步3小時就能將患上腎結石的風險降低30%。患腎病的人堅持散步有助於避免腎透析或腎移植，減少致殘風險，延長生命。

● 散步養腎的方法

散步時要保持正確的姿勢，挺胸、抬頭、擺臂，上身稍向前傾，肩膀放鬆，背部挺直，腹部微收，腳跟先着地。散步的時間不能太短，必須在30分鐘以上，如果比較忙的話，每週鍛煉也不要少於4次。散步的運動強度應根據個人的體質而定，一般以微微出汗為宜。最適合的運動強度是一邊散步，一邊還能與人說話，如果呼吸沒有出現急促的喘息聲，雙方也都能夠聽清楚對方的講話，用這種運動強度來散步是最合適的。

● 不同人群的散步養腎建議

不同人群	時間安排	其他好處
上班族	上班路上提前30分鐘下車走到單位，或下班的路上提前30分鐘下車走回家	緩解工作壓力
家庭主婦（夫）	走着去菜市場買菜或去超市購物	增加身體活動量，預防肥胖
老年人	上午11點左右去戶外散步	幫助身體陽氣漸趨不足的老年人調補陽氣，改善怕冷、腰膝酸軟冷痛等

踢毽子

踢毽子時通過抬腿、屈體、跳躍、轉身等動作，可使身體各個部位得到鍛煉，可促進人體的血液循環和新陳代謝，具有使腎氣充盈、促進腎臟健康的作用。

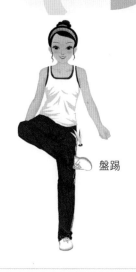

盤踢

踢毽養腎的方法

踢毽子最常用的姿勢是盤踢，即左腿站立支撐，右腿屈膝外展，向內向上擺小腿，用踝關節內側踢毽子，等毽子落到膝蓋以下的位置時，抬腳再次踢起，可以用右腳持續踢，也可以左右腳輪流踢。其他姿勢還有磕踢，即用兩腿膝蓋互換將毽子磕起（撞起）的踢法；繃踢，用兩腳腳尖外三趾部分互換踢毽子，單足踢毽子也可以；拐踢，用兩腳外側互換踢毽子。

貼心提示

TIPS

- 踢毽子時膝關節感到不舒服時別硬撐着，以免造成半月板磨損、交叉韌帶受損。
- 踢毽子要注意控制時間，每次宜連續踢 10 ～ 15 分鐘。
- 不宜空腹或飯後馬上踢毽子，以免造成胃腸不良反應。
- 踢毽子屬比較激烈的運動項目，患有高血壓、心臟病的人最好不做此項運動。
- 踢毽子節奏要適度，動作幅度應由小到大、速度應由慢到快。

◉ 不同人群的踢毽養腎建議

不同人群	時間安排	其他好處
上班族	忙碌之餘，與同事湊在一塊踢上幾腳	趕走「亞健康」，緩解慢性疲勞狀態
家庭主婦（夫）	外出買菜或購物時，在小區的空地上踢一會兒	身輕體健，反應速度變快，做家務輕鬆自如
老年人	早上晨運時踢一會兒	可防止肌肉鬆弛老化，還能增強體力，使腿腳靈便

瑜伽

　　在瑜伽眾多的體位中，有很多保養腎臟的動作。其中，以眼鏡蛇式、蝗蟲式、弓式等最能養腎，因為腰為腎之府，腎臟離腰最近，通過牽拉、伸展、擠壓等動作能充分鍛煉腰背肌肉，能讓腎健壯，延緩腎臟衰老的步伐。

● 瑜伽中的養腎動作

1. 眼鏡蛇式

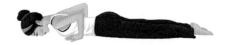

❶ 面朝下趴在地上，兩腿伸直，雙腳併攏，雙手掌心朝下支撐於胸部兩側，吸氣。

❷ 呼氣，抬上身和頭部，用兩手掌和肘部支撐上身，腰部以下的姿勢保持不變。

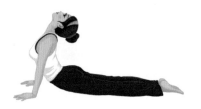

❸ 上身完全抬起，雙臂伸直，兩掌心支撐地面，保持兩腿伸直，雙腳併攏。頭向後仰，腹部有被拉伸的感覺。完成此動作後保持舒適的腹式呼吸。

2. 蝗蟲式

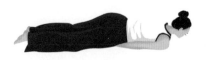

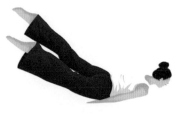

❶ 取俯臥姿勢，臉朝下，胸腹部緊貼地面，兩手放在大腿下方，背部挺直，兩腿伸直撐地，兩腳併攏。

❷ 吸氣，慢慢將兩腿上抬，儘量高抬，正常呼吸的情況下保持這個姿勢 60 秒，然後呼氣，放下兩腿。此套動作重複做 5 次。

3. 弓式

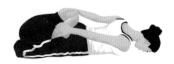

❶ 取俯臥姿勢，將額頭、胸腹部貼在地面上，左右手分別抓住左右腳踝。

❷ 吸氣的同時慢慢抬高兩腿。

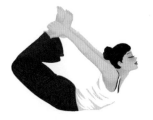

❸ 呼氣，向後仰頭，儘量上抬頭部和兩腿，正常呼吸的情況下保持這個姿勢 15 秒。吸氣，鬆開雙手，呼氣，放下兩腿。此套動作重複做 3 次。

❍ 不同人群的瑜伽養腎建議

不同人群	時間安排	其他好處
上班族	每晚睡前在音樂聲中做瑜伽	舒緩壓力、克服沮喪、消除疲勞
家庭主婦（夫）	忙完家務活的空閑時間裏做做瑜伽	喚醒好心情，快樂做家務
中年人	靜謐的午後或黃昏可以練一會兒瑜伽	可緩解更年期不適症狀

太極拳

俗話説：八卦腿，太極腰。意思是説練八卦的人腿部有勁，練太極拳的人腰有勁，腰有勁，説明腎功能強大。經常練習太極拳能強腎、養腎糾虛、補腎納氣。太極拳中的許多動作都能起到補腎強身的功效，簡單易學，大家不妨來試試。

○ 太極拳中的養腎動作

1. 單鞭

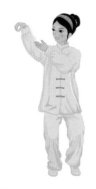
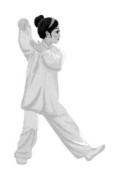
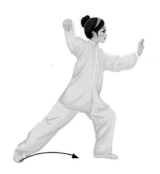

❶ 兩腳分開，雙膝微屈，重心移至右腿上，左腳尖點地，上身右轉的同時右手從面部前方向右劃弧，然後翻掌變鉤，左手經腹前向右上劃弧至右肩前，掌心朝內。

❷ 上身略微向左轉，左腳向左前側方邁出，左腳尖翹起，右腳跟蹬地。

❸ 將身體重心移到左腿上成左弓步，上身左轉，右手不動，左手慢慢翻轉，向前推出，掌心朝前，手指與眼齊平，臂微屈，目視左手。

2. 右蹬腳

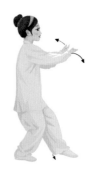

❶ 兩腳分開，雙膝微屈，兩臂平舉，左手掌心朝上，伸到右手腕上，雙手手背相對並交叉，然後分別向左右兩側分開、向下劃弧，掌心朝向斜下方，同時左腳向左前方邁一步，身體重心前移。

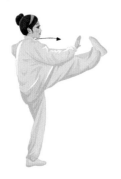 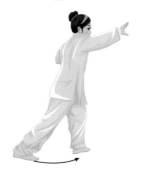

❷ 右腿自然蹬直，成左弓步，左右手均由外向內劃弧，交叉合抱在胸前，掌心都朝向後方，同時右腳靠攏左腳，腳尖着地。

❸ 雙臂向左右兩側劃弧，分開平舉，肘部均微屈，掌心都朝外，同時右腳向右前方慢慢蹬出。

貼心提示 TIPS

- 練習太極拳要持之以恆，不能「三天打魚，兩天曬網」，不然不僅練不好太極拳，而且不能收到堅持練太極拳增強體質和防病養病的效果。
- 初學太極拳的女性宜採用自然呼吸，不必刻意呼吸，以免產生胸悶、頭暈等症狀。
- 如果有條件，最好在空氣清新和環境安靜的地方練習太極拳，鍛煉效果更好。
- 中老年女性練太極拳時運動量要適度，不要大汗淋漓或過於疲勞。
- 練太極拳時的衣着要寬鬆，緊身衣會影響呼吸，鞋襪要輕軟合腳，鞋帶不要繫得太緊，這樣練拳時才能感覺舒適。
- 練太極拳時動作要輕靈，宜輕起輕落，慢起慢落，身體不能「硬邦邦」的，落腳不能「撲騰撲騰」響。

◉ 不同人群的太極拳養腎建議

不同人群	時間安排	其他好處
上班族	在悠閒的傍晚練習太極拳	擺脱來自職場的煩躁和焦慮，緩解體力或腦力疲勞
家庭主婦（夫）	忙完家務，心中沒有牽掛的時候練練太極拳	緩解心理空虛，有利於找到遠離職場的個人歸屬感
老年人	在空氣清新的早晨打一會兒太極拳	強健筋骨、延年益壽

五禽戲

　　五禽戲是一種模仿虎、鹿、熊、猿、鳥五種動物的動作，共10個動作，每戲2個動作。練習五禽戲中虎戲的虎舉動作，能刺激腎經和膀胱經，可益氣補腎，增強腎臟功能。此外，這個動作的主要特點是活動腰部和四肢，中醫裏面講「腰為腎之府」，腎又是我們的先天之本，練習虎撲動作，能夠很好地達到強腎補腎的作用。

◉ 虎撲動作的養腎方法

`虎爪`

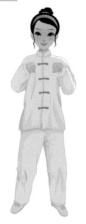

虎爪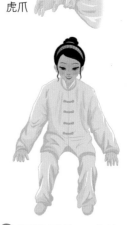

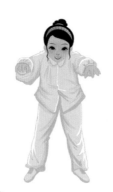

❶ 左右兩手窩成拳頭，沿體側上抬至兩肩前方略微靠下的位置。

❷ 上身做向前撲的動作，挺胸塌腰，雙臂向前伸直，十指彎曲成「虎爪」狀，掌心朝下。

❸ 兩腿屈膝下蹲的同時，左右兩手向下劃弧至雙膝兩側，掌心朝下，目視前下方。

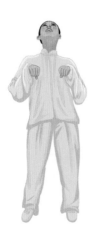

❹ 雙腿伸直、挺腹、後仰的同時，左右手再次握成拳頭，沿體側向上抬至胸前，目視前上方。

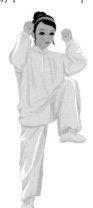

❺ 左腿離地，屈膝90度，左右手上舉。

92

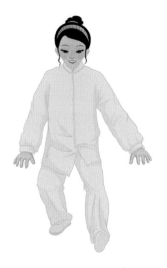

⑥ 左腳伸出，腳跟着地，右腿屈膝下蹲，同時上身前傾，兩拳頭變「虎爪」，向前、向下撲至雙膝兩側，掌心朝下，目視前下方。隨後左腳收回，左右腳分開與肩同寬，上身挺直，左右手自然下落於體側，目視前方。

換相反方向重複做一遍以上動作。

⊙ 不同人群的五禽戲養腎建議

不同人群	時間安排	其他好處
上班族	工作的閒暇時間裏練練五禽戲	預防胃病，緩解腰背痛
家庭主婦（夫）	晚上跟家人一起做做五禽戲	感受家庭的溫馨和睦，可愉悦身心，緩解忙於家務的疲憊感
老年人	清晨或傍晚都可以練習五禽戲	可使身體強健、耳聰目明、步履矯健

易筋經

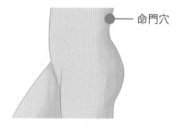

命門穴

　　易筋經中的許多動作都有弓步和馬步，可以鍛
煉腿部的經絡，腎經與膀胱經就在腿上，經常這樣
鍛煉，可以起到強腎固精的作用。此外，易筋經中
也有很多以腰為軸的脊柱旋轉屈伸動作，經常練習能使腰腎得以鍛煉，可以補充腎氣。

　　下面給大家介紹一下易筋經中的摘星換斗式，這個動作通過拳變掌的動作導引，
眼看掌心，意存命門，將發動的真氣收斂，下沉入命門及腰間兩腎，具有不錯的壯
腰健腎的作用，可以試着做一做。

◉ 摘星換斗式的養腎方法

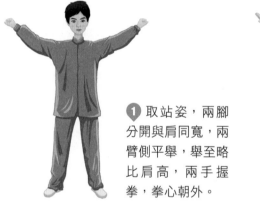

❶ 取站姿，兩腳
分開與肩同寬，兩
臂側平舉，舉至略
比肩高，兩手握
拳，拳心朝外。

❷ 兩手從拳變
掌，掌心斜向
下，目視前方。

❸ 兩腿慢慢屈膝的同時，上身略向
左轉，右臂上舉（見分解動作 ❶），
然後經體前下擺至左髖關節外側，右
掌自然張開，左臂順勢經體側下擺到
體後，左手背貼在命門穴上（見分解
動作 ❷）。

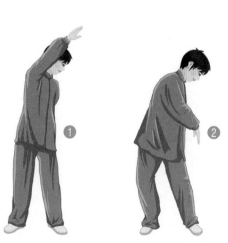

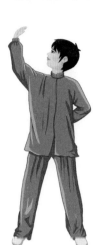

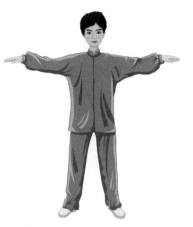

④ 雙腿站直，左手保持原來的姿勢，右臂經體前上舉至頭頂，眼看右掌，保持此姿勢 30 秒。

⑤ 兩臂向身體兩側平舉，掌心朝下，然後換相反方向重複以上動作。
左右兩方向都做一遍算 1 次，重複做 2 ～ 3 次。

<table>
<tr><td rowspan="5">貼心提示</td><td>• 情緒激動、心情煩躁和鬱悶時不宜練習易筋經。</td></tr>
<tr><td>• 練好易筋經的前提條件是要全身放鬆，忌用蠻力、硬力。</td></tr>
<tr><td>• 練易筋經時忌心有雜念，要保持內心平靜。</td></tr>
<tr><td>• 失眠者睡前不宜做易筋經。</td></tr>
<tr><td>• 練習易筋經忌急於求成、強求動作完美，要根據自身的實際情況進行習練。</td></tr>
</table>

○ 不同人群的易筋經養腎建議

不同人群	時間安排	其他好處
上班族	可利用午休或下班後的時間做做易筋經	可緩解疲勞，預防頸椎腰椎問題
家庭主婦（夫）	心中無雜念時隨時都可以練習易筋經	能改善心情，趕走因與外界缺乏溝通所引發的抑鬱傾向
老年人	早晚都可以練習易筋經	能明顯改善老年人走路容易累、腿部沒勁的問題

慢跑

慢跑能促進血液循環，可起到補腎生陽的作用，對調理腎陽虛有益。醫學研究還發現，經常慢跑能促進人體腎上腺素的分泌，對腎功能有保健作用。

◎ 慢跑養腎的方法

慢跑時保持正確的姿勢，才能起到應有的健身、養腎作用。

1. 頭部要保持正直，雙目注視前方。

2. 肩部放鬆，保持靈活，按身體的軸心自然擺動。

3. 呼吸時要伸展背部，挺胸沉胯。

4. 向下(後)擺臂的時候到腰際附近，向上(前)擺臂的時候到胸線(兩個乳頭連線就是胸線)的位置。

5. 雙手自然放鬆，拳頭不要握得太緊，也可以張開五指，掌心向內。

6. 臀部要微屈，放鬆臀部肌肉，讓臀部隨身體自然擺動。

7. 雙腳落地要輕快，「下腳」過重會增加骨骼負擔。

◎ 不同人群的慢跑養腎建議

不同人群	時間安排	其他好處
上班族	下班吃完晚飯 2 小時後慢跑 30 分鐘	使身體充滿活力，勝任繁忙的工作
家庭主婦（夫）	午後在家中原地跑或在跑步機上跑	釋放家庭壓力，讓自己更快樂、更自信
老年人	清晨在空氣清新的公園等地方跑上一會	預防骨質疏鬆、降低血脂和膽固醇水平、延年益壽

養腎小動作

踮腳

踮腳能使足三陰經通暢，這組經絡分佈在大腿內側，上方是足太陰脾經，中間是足厥陰肝經，後方是足少陰腎經。脾肝腎都主升，這二個臟器都有激發中氣的作用，可起到補腎固本、強腎護腎的作用。

◎ 踮腳養腎的方法

取站姿，兩腳略微分開，全身放鬆，兩腳跟兒慢慢抬起，並配合深呼吸。腳跟抬到一定高度後，繃緊雙腿，保持此姿勢不變，堅持10秒鐘，吐氣，然後將腳跟落下。最初做這個動作時應將腳跟慢慢落下，動作熟練後腳跟應猛然落下，只有腳跟猛然落下才能稱為踮，一般情況下只要踮七八下就能達到養腎的效果了。

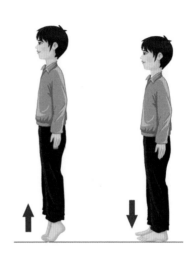

◎ 不同人群的踮腳養腎建議

不同人群	時間安排	其他好處
上班族	工作間歇時起身踮踮腳	提神醒腦、精神倍增
家庭主婦（夫）	洗菜或刷碗時踮踮腳	緩解長時間站立做家務引起的足跟痛
老年人	熟人聚在一起嘮嗑時踮踮腳	鍛煉平衡能力，減少走路時摔倒的情況出現

金雞獨立

腎及腎經主下肢氣血循環，做金雞獨立動作時注意力在腳底，氣血便向下流注，可帶走腎經垃圾，帶來營養，有強腎的作用。此外，練習金雞獨立還能調理因心腎不交（是因心腎既濟失調所致的病證，指心與腎生理協調失常的病理現象，多由腎陰虧損，陰精不能上承，因而心火偏亢，失於下降所致）引起的失眠。

◯ 金雞獨立養腎的方法

金雞獨立的動作很簡單：一隻腳站立，另一隻腳抬起，雙手自然下垂，雙目輕閉，站立 2 ～ 3 分鐘，一腳站畢，換另一隻腳，兩腳相互交替 2 ～ 3 遍，每天做 2 次即可。

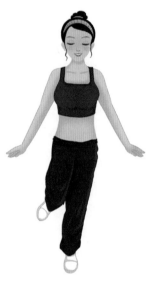

練習金雞獨立時閉上雙眼，有助於增加平衡感。

> **貼心提示 TIPS**
> - 練習金雞獨立不宜急於求成，不要想練了一兩次就能站立很長時間，這是一個循序漸進的過程。只要經常練習，站立的時間自然會變長。
> - 70 歲以上或雙腳已站立不穩的老年女性就不適合做金雞獨立了。
> - 平衡感不好的人在做金雞獨立前，先在軟墊或地毯上跪 10 分鐘，然後再做金雞獨立會站得時間久一些。

◯ 不同人群的金雞獨立養腎建議

不同人群	時間安排	其他好處
上班族	工作間隙的時候可以做做金雞獨立	提高睡眠質量，增強記憶力，工作起來更有效率
家庭主婦（夫）	聽音樂或聽廣播時做金雞獨立	能靜心，有助於緩解「全職太太」或「全職丈夫」的心理壓力感
老年人	每天早晚各做 1 次金雞獨立	降糖、降壓、預防老年癡呆

叩齒吞津

中醫認為，腎主骨，齒為骨之餘，牙齒裏的經絡和腎經是相通的，叩齒可以堅固牙齒，能對腎起一個反固的作用，可以讓腎強壯。吞津可以補腎，古代養生學家把唾液稱為「金津玉液」，將口中的唾液咽下，能滋養包括腎在內的五臟六腑。常叩齒吞津，具有養腎生精，調節腎陰、腎陽的功效，能強健體質、養生防病。

● 叩齒吞津養腎的方法

叩齒就是上下牙有節奏的相互叩擊，叩齒時自然閉口，剛開始叩齒時，可輕叩20下左右，然後逐漸增加叩齒的次數和力度，一般以36下為佳。叩齒後，用舌頭在口腔內貼着上下牙床、牙面攪動，用力要柔和自然，先上後下，先內後外，攪動36次，等到口中的唾液增多，用舌抵上齶的方式來聚集唾液，並鼓腮用唾液含漱數次，然後分三次緩慢將口中的唾液咽下。

貼心提示 TIPS
• 叩齒時要稍用力使其「嚼嚼」有聲，速度不宜過快，避免咬傷舌頭或頰黏膜，叩齒力度也不宜太大，以不引起疼痛不適為度。 • 18 歲以下的青少年，由於其牙齒可能尚未發育完全，不宜做叩齒。 • 吞津前，如果口中的唾液過多影響其他動作進行，可將唾液部分咽下，但不宜吐掉。 • 口腔潰瘍及口舌糜爛者暫時不宜做叩齒吞津，應等到創面癒合後再進行鍛煉。

● 不同人群的叩齒吞津養腎建議

不同人群	時間安排	其他好處
上班族	上班乘地鐵或等電梯時都可以做叩齒吞津	趕走面色晦暗，擁有好氣色，工作更自信、出色
家庭主婦（夫）	可以一邊做家務一邊做叩齒吞津	可健腦、增強記憶力，有助於有條不紊的打理好瑣碎家務，減少疏漏或遺忘的次數
老年人	早晨醒來後即做叩齒吞津	健脾、強骨、聰耳明目

提肛

　　做提肛動作時，會刺激督脈，督脈與腎經、腎的關係十分密切，具有補腎強腎的作用。另外，有一些中老年人在咳嗽、大笑時會出現漏尿的情形，醫學上稱之為「尿失禁」，是腎虛的表現，練習提肛一段時間之後，便能得到緩解，可見提肛運動有調理腎虛的作用。

◉ 提肛養腎的方法

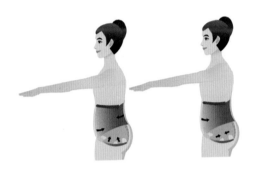

　　提肛運動就像忍大便一樣，將肛門向上提，然後放鬆，接着再往上提，一提一鬆反復進行。即吸氣時肛門收縮上提，呼氣時放鬆。每次做提肛運動50次左右，持續5～10分鐘即可。每天做3～5次。

貼心提示	・做提肛運動的姿勢沒有什麼限制，行站坐臥都行，做的時候應全身放鬆，不要緊繃腹、臀及腿部肌肉，鍛煉中要以感到舒適為宜。 ・提肛時必須要用力，練完後最好能排一次尿。 ・這些情況不宜做提肛運動：身體極度虛弱；肛門局部感染，肛周膿腫；炎性痔急性期，嵌頓痔。 ・鍛煉中要避免急於求成，以不感疲乏為宜，養成習慣，但關鍵在於持之以恆。

◉ 不同人群的提肛養腎建議

不同人群	時間安排	其他好處
上班族	工作之餘起身站立做做提肛	可預防久坐引起的痔瘡，緩解久坐引起的便秘
家庭主婦（夫）	做家務時可以隨時做提肛動作	幫助女性預防子宮脫垂；保護男性前列腺
老年人	早上起床或臨睡前做提肛動作	可提升陽氣、通經活絡、溫煦五臟、延年益壽

鳴天鼓

中醫認為：腎開竅於耳。做鳴天鼓時的掩耳和叩擊可對耳朵產生刺激，具有調補腎元、強本固腎的功效，對頭暈、耳鳴、健忘等腎虛症狀均有一定的預防和康復作用。

● 鳴天鼓養腎的方法

鳴天鼓具體的做法是：先用兩手的拇指、食指上下按摩兩耳36次，再用兩手掌心稍用力將兩耳輪從後往前按，將兩耳孔掩實；隨後，兩手五指自然扶在腦後（枕部），中指按在玉枕穴上，食指壓在中指上，然後食指下滑，輕彈後腦部左右兩側的風池穴各18次，彈擊時兩食指交替進行，節奏應短促有力，使耳朵裏有「咚、咚」的響聲，每天可以做1～2次。

貼心提示 TIPS

- 鼓膜穿孔及患有中耳炎的人不適合做鳴天鼓。
- 做鳴天鼓時姿勢可坐、可站，或行進間，但要注意身體宜保持頂平項直、中正安舒。

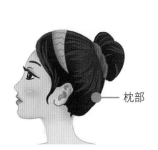
枕部

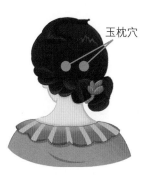
玉枕穴

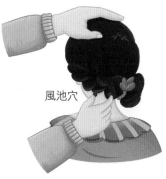
風池穴

● 不同人群的鳴天鼓養腎建議

不同人群	時間安排	其他好處
上班族	長時間使用電腦後可以做做鳴天鼓	能緩解長時間使用電腦引起的偏頭疼，兩眼乾澀、不舒服
家庭主婦（夫）	等待一壺水燒開等做家務的間隙時間裏就可以做鳴天鼓	能使精力更充沛，可更好的照顧家人和打理家務
老年人	睡前鳴天鼓	強身健體、抗衰老、助睡眠、緩解聽力下降

一字馬

　　一字馬可以鍛煉肝腎功能。一字馬時兩條大腿內側會酸脹緊繃，這緊繃的地方就是肝腎經的循行路線。肝腎經一起鍛煉，其功能才會協調一致。即養腎的同時注意養肝，能使養腎的效果事半功倍。

◉ 一字馬養腎的方法

　　將兩腿較大的叉開成「一」字，可分為豎一字馬和橫一字馬兩種。豎一字馬：腿前後分開成一直線並坐於地上，雙手在身體兩側撐地；橫一字馬：腿左右分開成一直線並坐於地上，雙手在體前撐地。

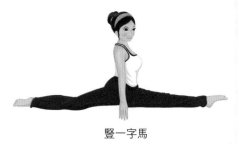

豎一字馬

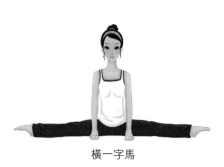

橫一字馬

> **貼心提示 TIPS**
> - 做一字馬動作前要做一些熱身運動，比如用雙手抱頭在原地跳動，或是爬 2 ～ 3 層樓梯，感到微微有些出汗就行。
> - 練習一字馬時一定要放鬆肢體，只有放鬆了肢體才能將韌帶拉開。
> - 練習一字馬動作要循序漸進，千萬不要急於求成，否則容易使身體受到傷害。

◉ 不同人群的一字馬養腎建議

不同人群	時間安排	其他好處
上班族	午休時做做一字馬動作	趕走無精打采，精神飽滿工作效率高
家庭主婦（夫）	在孩子午睡時或做完家務的空餘時間裏練習一字馬	可緩解疲勞、消除瘀血，還能讓氣色變得更好
老年人	聽廣播或看電視時可以練練一字馬	減少關節和肌肉受傷，預防和改善腰腿疼痛

走貓步

走貓步的特點是雙腳腳掌呈「一」字形走在一條直線上，走的過程中會形成一定幅度的扭胯，這對人體私密處可起到一定程度的擠壓和按摩作用，能強腎、養護腎氣、增強性功能。堅持走貓步一個月，即可收到明顯的補腎效果。

○ 走貓步養腎的方法

走貓步顧名思義是學小貓走路，走貓步的具體方法是：雙手掐腰，向前邁步，右腳向左邁步、左腳向右邁步，像貓一樣走「一字步」，雙腳腳掌呈「一」字形走在一條直線上，身體隨腳邁出的方向扭轉，邁右腳時身體向左扭轉，邁左腳時身體向右扭轉。走上1分鐘，稍休息再重複走5～10遍，也可採取快慢結合的方法來走貓步，即在放鬆狀態下走5分鐘，再快速走3分鐘，重複走上3遍。走的時候身體要直，不要彎腰，沿着直線走，眼睛要朝前看。

貼心提示 TIPS

- 走貓步時要穿平底、軟底和低跟的布鞋或膠鞋，不宜穿中跟或高跟的鞋，尤其是皮鞋，以防扭傷和蹩傷腳。
- 年老體弱者走貓步時如果感到喘不過氣，要酌情減慢步速。
- 體弱的老人走「貓步」時，應有人陪同。
- 走貓步時應配合緩而深的呼吸、雙臂擺動，大跨步前行，才能收到更好的養腎效果。

○ 不同人群的走貓步養腎建議

不同人群	時間安排	其他好處
上班族	工作間隙去洗手間時，可以走上幾分鐘的貓步	可緩解長時間伏案引起的肩頸酸痛
家庭主婦（夫）	打理家務之餘在家中客廳等寬敞處走貓步	幫助男性預防前列腺炎，幫助女性防治婦科病
老年人	清晨或傍晚，約上三五老友去公園等空氣清新的地方走貓步	抗衰老、改善老年性腰腿痛和便秘

運動鍛煉中的宜與忌

宜多做帶氧運動

日常宜多做帶氧運動，儘量不做無氧運動。無氧運動是指身體在氧氣不能充分供應的情況下，在極短時間內的高強度運動，如舉重、跳高、投擲等。人體在這種高強度狀態下難以持續運轉，容易出現呼吸急促、肌肉酸痛的不適感，同時，身體關節在不同平面承受的壓力激增，或關節運動頻率增多，容易造成運動損傷。而帶氧運動是指人體在氧氣充分供應的情況下進行的體育鍛煉，即在運動過程中人體吸入的氧氣與需求相等，達到生理上的平衡狀態，常見的帶氧運動項目有：散步、慢跑、游泳、騎自行車、跳健身舞、跳繩、打太極拳、做韻律操、溜冰等。

運動前宜做好準備活動

只有在運動前充分的做好準備活動，才能有效地避免運動損傷的發生，對於運動損傷來說，預防勝於治療！做準備活動，要充分熱身，除了常規的從頭到腳的徒手熱身方式外，身體各部位的關節、韌帶、肌肉也要進行充分的活動。熱身運動一般以10分鐘為宜，冬季可稍微長些，約15分鐘。全身熱身後，還要進行局部關節、韌帶和肌肉的針對性活動，比如當日主要練腿，那就要對腿部進行針對性的熱身，比如壓腿、蹬腿等。

運動量宜循序漸進

運動時應遵循運動量循序漸進、逐步增加的原則。據調查，80%以上的運動損傷都是由於盲目增加運動量造成的。正常人每週運動3～5次為宜，但是如果你之前沒有運動的習慣，心肺功能和骨關節的靈活性都比較差，建議你循序漸進，從少量開始，先每週運動2次，然後增加到3次、4次、5次，運動強度也應由低強度慢慢向中強度過渡，一般需要2～4周的適應過程。

運動時宜用鼻子呼吸

運動時宜儘量用鼻子來呼吸，而不是張開嘴巴呼吸，否則不利於身體健康。因為用嘴呼吸容易使冷空氣或髒空

氣入侵，會刺激呼吸道，反而影響呼吸；用嘴呼吸還容易使嗓子發乾、咽痛、唇部龜裂；還易造成舌根肌肉衰退，間接引起臉部肌肉鬆弛，會讓整個人看起來比同齡人衰老。因此，運動時宜緊閉嘴巴用鼻子均勻、有節奏地呼吸。

忌空腹運動

空腹運動會消耗人體內大量的血糖，如果血糖得不到及時補充，血糖濃度就會迅速下降，而人腦部的血糖儲存量較少，並且神經組織全靠血糖來提供熱量，因此當血糖降低時，首先影響的是腦和交感神經的功能，出現頭暈、眼花、心慌等症狀，嚴重的還會休克。所以，運動前最好先給身體加餐，喝杯牛奶或豆漿，吃些易消化的麵包、糕點，這樣有利於減少低血糖的出現，但不能吃得太飽，否則會在運動時誘發腦缺血。運動前的進食量一般以不感覺饑餓為好，而且應在進食30分鐘之後再運動。

霧霾天忌在室外運動

霧霾含有近百種顆粒物，組成非常複雜，這些顆粒物通過人體的呼吸進入呼吸道，會誘發眼結膜炎、鼻炎、咽喉炎、氣管炎等各種過敏性疾病，長期如此，甚至可誘發肺癌等一些癌症。有的人會說，那我可以戴上口罩運動啊，其實戴口罩運動很不健康，一般的口罩並不能完全阻隔霧霾，大量的霧霾還是會被吸入體內；防護功能好的口罩密閉性強，運動時佩戴時間過久，容易出現眩暈、憋氣、胸悶等症狀；另外，帶着口罩運動，二氧化碳不能很好排出，可能被人體再次吸入，對健康同樣是非常不利的。

夏天忌在烈日下運動

有人以為「夏練三伏」就是在烈日下暴曬，這樣運動是非常不科學的。夏季在烈日下運動，很容易中暑，如果長時間在烈日下運動，陽光中的紫外線可造成皮膚1～2度灼傷，過多的紫外線照射更是誘發皮膚癌的重要因素。此外，烈日下的紫外線還能透過皮膚、骨骼，輻射到腦膜、視網膜，損傷大腦和眼睛。夏季宜在陰涼、通風好的地方運動，運動時間最好選在上午9點之前或下午4點以後，並且運動時間不宜過長，運動時最好穿淺色衣服，塗些防曬品，並戴上防曬帽。

第五章

中醫理療養腎
簡單有效，用了離不了

中醫認為，腎最主要的功能是「藏精」，
即把人體最精華的「寶貝」儲存起來，封藏起來。
按摩、艾灸、刮痧等中醫理療能起到較好的養腎功效，
它們簡單有效，
可增強腎「藏精」的功能，
幫助我們守護健康。

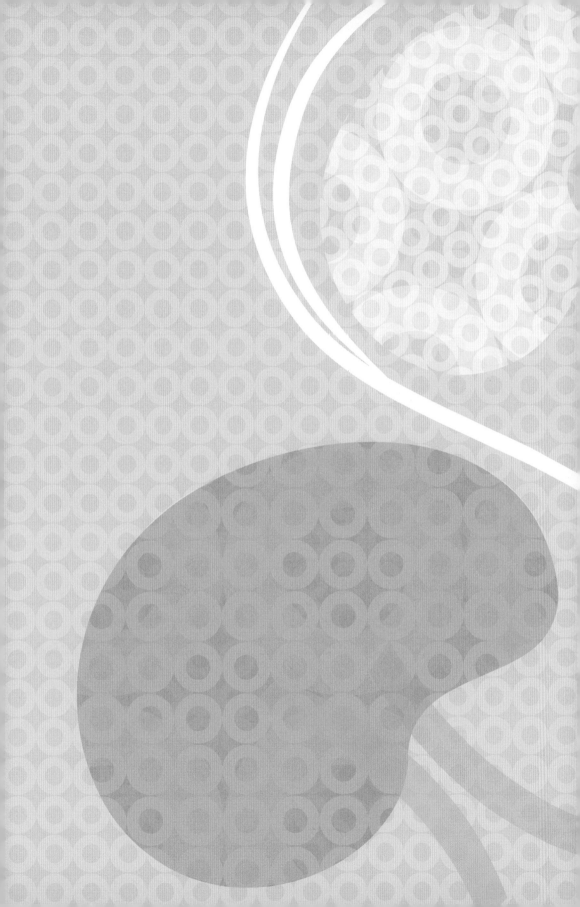

按摩養腎

按摩是一個簡單有效的養腎方法，能使腎精充盛、腎氣健旺，長期堅持對腎臟有很好的保健功效。

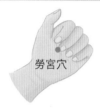

勞宮穴

勞宮穴

◉ **養腎功效**

按摩勞宮穴有養腎、健腎、強腎的作用，還有助於改善腎陰不足、腎氣虛弱的問題，並對因腎虛引起的頭痛有很好的緩解作用。

◉ **快速取穴**

此穴在手掌心，即手握拳時，中指指尖下即是，左右手心各有1穴。

◉ **按摩方法**

先用右手的拇指指腹按摩左手上的勞宮穴，再換左手的拇指指腹按摩右手上的勞宮穴，每次按摩此穴位10分鐘左右，每天按摩2～3次。

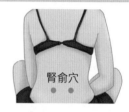

腎俞穴

腎俞穴

◉ **養腎功效**

具有陰陽雙補的功效，既能調理腎陽虛，又能調理腎陰虛。每天堅持搓擦此穴可以強壯腎氣、補腎健腰、增強腎功能。

◉ **快速取穴**

腎俞穴在腰部，第2腰椎棘突下，左右二指寬處的位置，左右各有一穴。

◉ **按摩方法**

將兩手掌心搓熱，然後把兩手放在腎俞穴上做搓擦的動作，搓擦到腎俞穴有從裏往外發熱的感覺。每天搓擦2～3次。

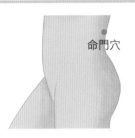

命門穴

命門穴

- ◉ 養腎功效

  經常按摩命門穴可強腰膝固腎氣，溫腎壯陽，強腎固本，延緩人體衰老，可用於陽痿、遺精、腰痛的調理。

- ◉ 快速取穴

  命門穴位於後背兩腎之間，第二腰椎棘突下的凹陷處，約與肚臍在同一水平上。

- ◉ 按摩方法

  將左手或右手握拳，以拳尖置於命門穴上，順時針按揉50下，力度以感覺酸脹為宜。每天按揉1～2次。

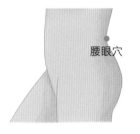

腰眼穴

腰眼穴

- ◉ 養腎功效

  腰眼穴在帶脈（環繞腰部的經脈）之中，為腎臟所在部位，常按摩此穴可以溫暖腰及腎臟，增強腎臟機能，加固體內元氣，能防治尿頻、夜尿多、遺精、陽痿、腰腿痛等腎虛症狀。

- ◉ 快速取穴

  此穴在腰部，第4腰椎棘突下旁開4橫指寬的凹陷處，左右各有1穴。平時久坐，常感覺腰部酸脹處即是。

- ◉ 按摩方法

  兩手輕輕握成拳，用拳眼或拳背旋轉按揉左右兩側的腰眼穴，每次5分鐘左右。每天早晚各按摩一次。

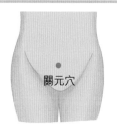

關元穴

關元穴

- **養腎功效**

  中醫認為人的元氣稟於先天，藏在腎中，而關元穴就好似人身體的一個閥門，能將人體元氣關在體內不讓它洩漏，常按摩關元穴能強腎固本，還具有使腎氣充盈的作用。

- **快速取穴**

  關元位於臍下三寸處。一隻手四指併攏，放肚臍下量四橫指，最下邊的指邊正對肚臍的位置就是關元穴。

- **按摩方法**

  用拇指的指腹輕輕按壓關元穴，每一輪按壓5次，每次按壓10輪。

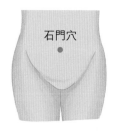

石門穴

石門穴（又叫丹田穴）

- **養腎功效**

  按摩石門穴能健腎固精，可使人腎精充盛、腎氣健旺。對長期處於亞健康、身體虛弱的腎氣虧損者具有不錯的調理作用。

- **快速取穴**

  石門穴位於下腹部，前正中線上，肚臍下三橫指寬（二寸）處。

- **按摩方法**

  將右手的食指、中指、無名指併攏，放在石門穴處旋轉按揉50～60次。每天早晚各按揉1次。

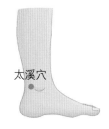

太溪穴

太溪穴

- ◎ **養腎功效**

  按摩此穴能滋陰補腎、壯腎陽、益腎精、納腎氣，可用於慢性腎炎、慢性腎功能不全、糖尿病腎病等腎臟疾病的調理。

- ◎ **快速取穴**

  此穴位於足內側，在腳的內踝與跟腱之間的凹陷處，左右腳各有1穴。

- ◎ **按摩方法**

  可用左右手的拇指分別按揉左右腳上的太溪穴，也可以用光滑的木棒按揉，力度以有酸麻的感覺為宜。

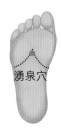

湧泉穴

湧泉穴

- ◎ **養腎功效**

  湧泉穴是腎經的起始穴位，經常按摩湧泉穴，能活躍腎經之氣，具有補腎、增強腎功能的作用，防治脱髮、白髮，並能明目。

- ◎ **快速取穴**

  此穴位於足底，在第二、三趾趾縫紋頭端與足跟連線的前三分之一處，左右腳各有1穴。

- ◎ **按摩方法**

  晚上睡前取坐姿，用手掌來回搓摩湧泉，以感覺發熱為度，然後再用拇指指腹按揉湧泉穴，以感覺酸痛為度，兩腳互換。

艾灸養腎

腎為先天之本，脾為後天之本。脾腎一虛，正氣則虛，邪氣則盛，因此扶養正氣貴在溫補脾腎。中醫認為，溫補者，莫過於灸法，灸者，乃艾之火攻。這個「灸」説的就是艾灸。經常艾灸一些能養腎的穴位，對強腎固腎非常有好處。

艾灸的常用材料

艾草是艾灸最主要的原料，艾草有蘄艾和野艾之分，艾灸用的多是蘄艾。艾灸用的艾草都是陳年的，新鮮的艾草不能用來艾灸。艾草晾乾搗碎、篩去雜質之後，得到的就是艾絨，艾絨用手捏成矮胖的圓錐形就成了艾炷，艾絨經過加工之後捲成了艾條。艾絨、艾炷、艾條，在艾灸時會經常用到。艾絨主要有金艾絨、青艾絨、陳艾絨等幾種，其中金艾絨的質量最好，手感細膩，容易捏成艾炷，不容易散掉。質量好的艾條點燃後冒出的煙是淡白色的，氣味香，不濃烈，不刺鼻，煙霧向上有繚繞的樣子。

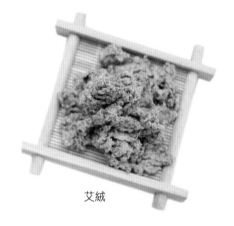

艾絨

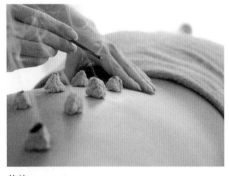

艾炷

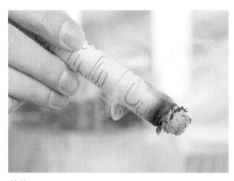

艾條

常用的艾灸方法

○ 懸灸

懸灸是將點燃的艾條懸在穴位上方3～5厘米處進行熏灸，固定於應灸之處，靜止不動。

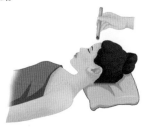

○ 回旋灸

回旋灸是將艾條的一端點燃，在距離施灸部位皮膚3厘米左右的距離，做順時針或逆時針的旋轉往復回旋施灸。

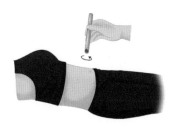

○ 雀啄灸

雀啄灸是將艾條燃着的一端對準穴位，像鳥啄食一樣，一上一下、忽遠忽近的活動施灸。

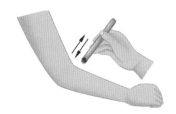

○ 器具灸

器具灸最常用的是用溫灸盒施灸。溫灸盒是一種盒形的木製灸具，內裝艾條後將其固定在身體上施灸。溫灸盒一般為單孔、雙孔、四孔、六孔。

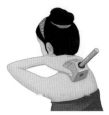

○ 隔薑灸

隔薑灸是將鮮薑切成0.6厘米厚的薄片，用針在薑片上紮上幾個眼，放在穴位上，將艾絨捏成矮胖的圓錐形艾炷，放在薑片上點燃施灸。

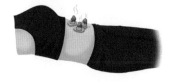

艾灸的注意事項

1. 艾灸後30分鐘內不要用冷水洗手或喝涼開水，以免降低艾灸的療效。
2. 身體發炎的部位禁灸。孕婦及處於經期的女性不宜做艾灸。
3. 使用艾條施灸後一定要將火熄滅，避免發生火災。
4. 不宜在空腹、過飽、酒後、過累、大恐、大怒時施灸。
5. 施灸時要專心致志，以免灼傷皮膚。

艾灸養腎方

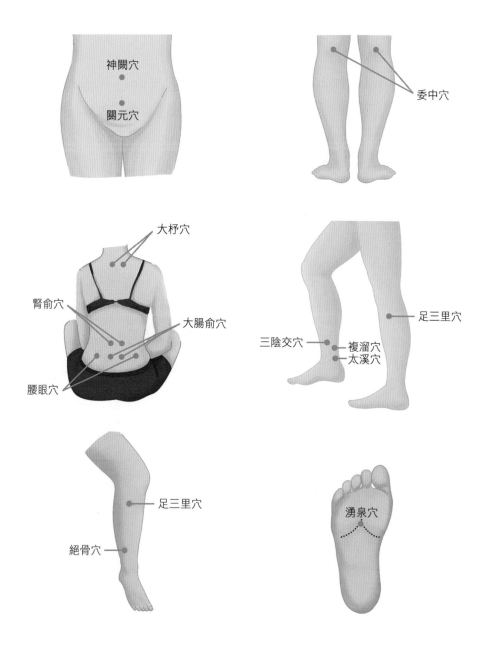

神闕穴

關元穴

委中穴

大杼穴

腎俞穴

大腸俞穴

腰眼穴

足三里穴

三陰交穴

複溜穴

太溪穴

足三里穴

絕骨穴

湧泉穴

艾灸方 1

選穴：神闕穴（肚臍的位置）。

灸法：取平躺姿勢，露出肚臍，在肚臍上放一片大一些的圓形薑片，在薑片上放上艾炷，將艾炷點燃，灸 3～5 壯即可。隔天一灸，每月灸 10～15 次即可。

功效：艾灸神闕穴，能使灸的熱力透過腹中的經脈達到腎臟，改善腎的功能，對於由腎虛引起的尿急、尿頻、尿失禁等症狀，具有較好的療效。另外，薑是溫腎的，能夠加強熱力的發散作用，使補腎的作用增強。

艾灸方 2

選穴：絕骨穴、湧泉穴、腎俞穴、大杼穴。

灸法：每晚臨睡前，將艾條點燃，先在絕骨穴和湧泉穴上懸灸，每穴各灸 2～3 分鐘，灸至穴位處的皮膚出現紅暈，再懸灸腎俞穴和大杼穴，還是每穴各灸 2～3 分鐘，灸至穴位處的皮膚出現紅暈。

功效：能補腎益精、強骨固齒，對腎陰虛損、腎之精氣不足、腎精不能上達於齒所引起的牙齒疏豁、牙痛齒搖、牙齦萎縮、易脫落可起到較好的改善作用。

艾灸方 3

選穴：神闕穴、關元穴、足三里穴。

灸法：取大一些的圓形薑片蓋在穴位皮膚上，在薑片上放上艾炷，將艾炷點燃，每次每穴灸 3～5 壯。先灸神闕穴，再依次灸關元穴和足三里穴。每日或隔日灸 1 次，10～14 次為 1 個療程。

功效：此艾灸方能補腎固精，適用於腎虛精關不固所致的遺精。

艾灸方 4

選穴：腎俞穴、大腸俞穴、腰眼穴、委中穴。

灸法：用點燃的艾條依次懸灸腎俞穴、大腸俞穴、腰眼穴、委中穴，灸這 4 個穴位總共需灸 10～15 分鐘，每天灸 1～2 次，以灸至穴位處的皮膚出現潮紅為度。

功效：此艾灸方能補腎強腰、行氣活血，對腎之氣血不足，導致腰部失去濡養引起的腰膝酸軟、腰部骨骼和肌肉力量不足等可起到較好的調養作用。

艾灸方 5

選穴：命門穴、腎俞穴、太溪穴、複溜穴。

灸法：命門穴、腎俞穴用艾灸盒施灸，每次每穴灸 30 分鐘，每天灸 1 次；太溪、複溜穴用艾條回旋灸，每次每穴灸 10～15 分鐘，每天灸 1 次。

功效：此艾灸方能調理腎陽虛，有助於消除或改善面色蒼白、畏寒肢冷、腰膝酸痛、大便溏泄等腎陽虛的典型症狀。

艾灸方 6

選穴：關元穴、腎俞穴。

灸法：用點燃的艾條先雀啄灸關元穴，再雀啄灸腎俞穴，每次每穴灸 10 分鐘，冬季每天灸 2 次。

功效：關元穴、腎俞穴是冬季養生補腎要穴。冬季天氣寒冷，用艾條灸關元穴、腎俞穴，可溫補腎陽、腎氣，有顯著的祛寒補暖效果。

刮痧養腎

刮痧能疏通經絡、暢通氣血、活血化瘀、消腫止痛，經常刮刮痧，可起到調理腎虛、補益腎氣、預防腎病的作用。

刮痧的必備工具

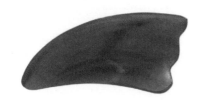

刮痧板

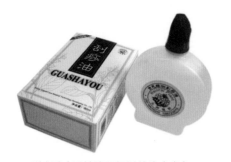

刮痧油（用於除面部以外的皮膚）

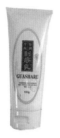

刮痧乳（用於面部）

刮痧的基本方法

將需要刮痧部位的皮膚清潔乾淨，塗上適量刮痧油，刮痧時刮痧板與刮拭方向皮膚間的夾角應小於45度，在疼痛敏感的部位，最好小於15度。刮拭時要勻速、用力均勻，不然會使疼痛感加重。刮拭過程中要始終保持一定的按壓力，這樣才能起到刮痧應有的保健效果。此外，刮拭的長度一般以穴位為中心，總長度8～15厘米，應大於穴區範圍。刮痧結束後，用乾淨的紙巾或毛巾將刮痧部位皮膚上的刮痧油或刮痧乳擦拭乾淨。

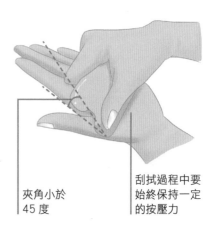

夾角小於45度

刮拭過程中要始終保持一定的按壓力

刮痧的注意事項

1. 過度疲勞、過度饑飽、過度口渴、中暑、醉酒者不宜刮痧，否則會引起虛脫。
2. 患有白血病、嚴重貧血、破傷風的人及肝腎功能不全者、心腦血管病處於急性期者不宜刮痧。
3. 不要在通風處刮痧，刮痧時宜避風。
4. 刮痧會使汗孔擴張，刮痧後 30 分鐘內不要沖冷水澡。
5. 刮痧後喝一杯溫開水，可促進新陳代謝，加速代謝產物的排出。
6. 懷孕女性的腰、腹部禁刮；皮膚有感染瘡癤、潰瘍、瘢痕或有腫瘤的部位禁刮。
7. 刮痧前泡熱水澡或熱敷一下，能使刮痧時的痛感減輕。
8. 兩次刮痧中間應間隔 3 ～ 5 天，待上一次刮痧的痧痕消退或皮膚沒有痛感後，再進行下一次刮痧。連續刮痧 5 ～ 7 次後應該暫停 7 天。
9. 每次刮痧的時間一般以 10 ～ 20 分鐘為宜。

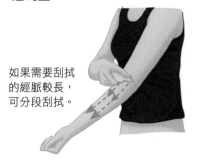

如果需要刮拭的經脈較長，可分段刮拭。

刮痧養腎方

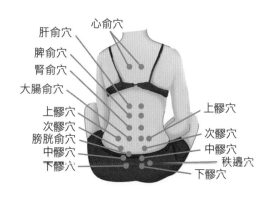

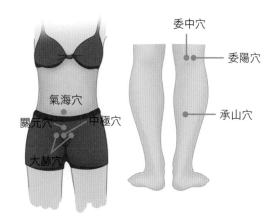

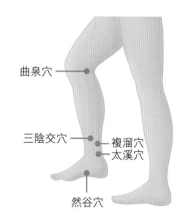

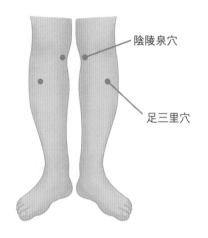

陰陵泉穴

足三里穴

● 刮痧方 1

選穴：太溪穴、複溜穴。

刮法：從複溜穴刮到太溪穴，反復刮拭至皮膚潮紅，稍有充血即可，每個穴位的刮痧時間不要超過 10 分鐘。

功效：此刮痧方能疏通腎經，可緩解尿頻、尿急、腰酸等症狀。

● 刮痧方 2

選穴：心俞穴、肝俞穴、脾俞穴、次髎穴、關元穴、大赫穴、曲泉穴、複溜穴、三陰交穴。

刮法：先刮背部的心俞穴、肝俞穴、脾俞穴、次髎穴，再刮腹部的關元穴、大赫穴，最後刮下肢的曲泉穴、複溜穴、三陰交穴，刮至微微出現痧痕即可。

功效：此刮痧方能補腎壯陽、填精補髓，適用於腎虛精虧引起的遺精、陽痿。

● 刮痧方 3

選穴：腎俞穴、大腸俞穴、八髎穴、秩邊穴、委中穴、承山穴、足三里穴。

刮法：先刮腰骶部的腎俞穴、大腸俞穴、八髎穴、秩邊穴，再刮下肢的委中穴、承山穴、足三里穴，刮至微微出現痧痕即可。

功效：此刮痧方能補腎祛寒，適用於腎陽不足、寒濕內困引起的畏寒肢冷、精液異常、不孕不育等症。

● 刮痧方 4

選穴：腎俞穴、膀胱俞穴、氣海穴、中極穴、陰陵泉穴、然谷穴、委陽穴、足三里穴。

刮法：先刮背部的腎俞穴至膀胱俞穴，再刮腹部的氣海穴至中極穴，然後刮下肢內側的陰陵泉穴、然谷穴，最後刮下肢外側的委陽穴、足三里穴，刮至微微出現痧痕即可。

功效：此刮痧方能強腰補腎，適用於腎虛、腎氣不足引發的腰痛、遺精、陽痿等症。

● 刮痧方 5

選穴：腎俞穴、膀胱俞穴、關元穴、中極穴。

刮法：先自上而下由腎俞穴刮至膀胱俞穴，再自上而下由關元穴刮至中極穴，刮至微微出現痧痕即可。

功效：此刮痧方能固腎元、補腎氣，對小兒遺尿有非常好的調理作用。

敷臍養腎法

　　肚臍是生命孕育之初的營養通道，敷臍時敷料中的有效成分便可以迅速滲透進入血液的循環之中，從而達到溫通經絡、調和氣血、養腎護腎的功效。

◎ 白芷蜂房方

組方：白芷 10 克，露蜂房 10 克，醋適量。

製用法：將白芷和露蜂房放入烤箱中烘乾發脆，一同研成細末，加醋調勻，睡前敷在臍部，用多層紗布覆蓋，然後用醫用膠布將紗布固定。1～2 天敷 1 次，連續敷 3～5 次。

功效：此敷臍方能溫腎補陽，對腎陽虛引起的性功能減退、女子不孕、痛經等症有較好療效。

◎ 五倍子茴香龍骨方

組方：五倍子、小茴香、龍骨、炮薑各 5 克，牛奶適量。

製用法：將組方中的 4 味藥去中藥店打成粉末狀，倒入盛器中混合均勻，加適量牛奶調勻後敷於臍上，用多層紗布覆蓋，然後用醫用膠布將紗布固定。敷 3～5 天除去。連敷 3～5 次。

功效：此敷臍方能溫補壯陽、固精止遺，對腎陽虛引起的遺精、陽痿有顯著療效。

◎ 五倍子五味子方

組成：五倍子、五味子、丁香、肉桂、補骨脂各 30 克，白酒適量。

製用法：將組方中的 5 味藥去中藥店打成粉末狀，倒入盛器中混合均勻，加白酒調勻後敷於臍上，用多層紗布覆蓋，然後用醫用膠布將紗布固定。每晚敷 1 次，每次敷 6～7 小時，連敷 5 次。

功效：此敷臍方能溫腎固攝，主治腎氣不足引起的小兒遺尿。

◎ 五靈脂白芷食鹽方

組成：五靈脂、白芷、食鹽各 6 克，蕎麥粉適量。

製用法：將五靈脂、白芷去中藥店打成粉末狀，倒入盛器中，加食鹽和蕎麥粉混合均勻，加適量水調成團狀，敷於臍上，用多層紗布覆蓋，然後用醫用膠布將紗布固定。每天敷 1 次，連敷 7 天。

功效：此敷臍方能溫腎補氣養血、調補沖任，能有效調理伴有經少或經閉、畏寒肢冷等症狀的腎虛宮冷型不孕。

拔火罐養腎

民間有種說法叫「要想身體安，火罐經常沾」。腎虛者及腎病患者如能經常拔拔火罐，可以疏通經絡、行氣活血、袪除瘀滯、調節陰陽，起到較好的強腎、健腎作用。

拔火罐的常用工具

拔火罐常用工具有專用玻璃罐（多個）、酒精棉球、打火機、鑷子。

拔火罐的最常用方法

右手拿鑷子夾起酒精棉球，用打火機將其點燃後，左手拿罐，罐口朝下，將點燃的棉球放入火罐內繞1～2圈後迅速拿出罐外，再迅速將火罐扣在應拔的部位上，此時罐內形成的負壓即可吸附住皮膚。

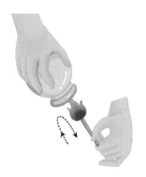

待火罐達到一定的留罐時間後，就要起罐（也稱脫罐）了，起罐時一手扶住火罐，另一手輕輕地按住火罐口邊緣的皮膚，待空氣緩緩進入罐內後即可將罐取下。

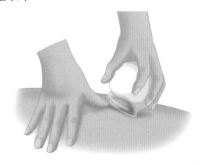

拔火罐的注意事項

1. 拔罐數目多，罐具間的距離不宜太近，以免牽扯皮膚引起疼痛或因互相擠壓而使罐具脫落。

2. 不宜在過饑、過飽、酒後、十分疲勞的狀態下拔罐。

3. 患有血友病、血小板減少、白血病的人不宜拔罐。

4. 不宜在懷孕女性的腹部、腰骶部及合谷、三陰交、崑崙等穴位處拔罐。

5. 因拔罐時要暴露局部皮膚，所以拔罐過程中要避風寒。

拔火罐養腎方

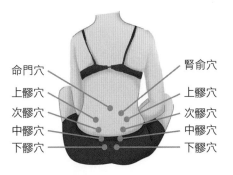

命門穴
上髎穴
次髎穴
中髎穴
下髎穴

腎俞穴
上髎穴
次髎穴
中髎穴
下髎穴

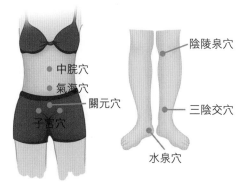

中脘穴
氣海穴
關元穴
子宮穴

陰陵泉穴
三陰交穴
水泉穴

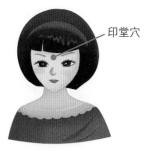

印堂穴

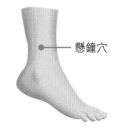

懸鐘穴

⊙ 拔罐方 1

選穴：腎俞穴、命門穴、八髎穴、子宮穴、關元穴、氣海穴、三陰交穴。

方法：先在腎俞穴、命門穴、八髎穴上拔火罐，然後在子宮穴、關元穴、氣海穴上拔火罐，最後在三陰交穴上拔火罐，每個穴位留罐 15 分鐘，每天 1 次。

功效：此拔罐方能補腎氣、益腎精，對腎氣不充、精血不足引起的症見婚久不孕、面色晦黯、性慾冷淡、月經後期且量少色淡、小便清長等腎虛型不孕有良效。

⊙ 拔罐方 2

選穴：印堂穴、中脘穴、關元穴、陰陵泉穴、水泉穴、三陰交穴、懸鐘穴。

方法：先在印堂穴、中脘穴、關元穴上拔火罐，然後在陰陵泉穴、水泉穴、三陰交穴、懸鐘穴上拔火罐，每個穴位留罐 15 分鐘，每天 1 次。可根據症狀的緩解與否自由掌握拔罐天數。

功效：此拔罐方能益腎填精，對腎精不足引起的症見頭暈脹痛、頭重腳輕、精神萎靡、耳鳴、煩躁易怒、怒則暈痛加重的眩暈有較好療效。

⊙ 拔罐方 3

選穴：腎俞穴、氣海穴、關元穴、三陰交穴。

方法：先在腎俞穴、氣海穴、關元穴上拔火罐，然後在三陰交穴上拔火罐，每個穴位留罐 15 分鐘；最後用點燃的艾條依次在腎俞穴、氣海穴、關元穴、三陰交穴上懸灸，每個穴位灸 10 分鐘。每天 1 次。

功效：此拔罐方能補腎、調理腎虛、補益氣血，適用於腎虛精虧而引發的陽痿。

中藥泡腳養腎

◉ 女貞首烏黃精方

組方：女貞子、何首烏、黃精各 15 克。

製用法：將組方中的 3 味藥放進砂鍋中，加 2000 毫升清水，大火燒開後轉小火煎 30 分鐘，去渣留汁，倒入泡腳盆中，先薰蒸雙腳，等溫度適宜後浸泡雙腳。每次泡 20 分鐘，每天泡 1 次，10 天為 1 個療程。

功效：本泡腳方能補肝益腎，對肝腎虧虛引起的鬚髮早白、腰膝酸軟、陽痿遺精有較好的調理作用。

◉ 仙靈脾巴戟天方

組方：仙靈脾 40 克，巴戟天、仙茅各 30 克，鹽 6 克。

製用法：將組方中的 3 味藥放進砂鍋中，加 2500 毫升清水，大火燒開後轉小火煎 30 分鐘，去渣留汁，倒入泡腳盆中，加鹽攪拌均勻，先薰蒸雙腳，等溫度適宜後浸泡雙腳 30 分鐘，每晚泡 1 次。15 天為 1 個療程。

功效：本泡腳方能溫腎補陽、增強性慾，可有效改善性功能減退。

◉ 菟絲子杜仲方

組方：菟絲子 50 克、杜仲 40 克、懷牛膝 30 克、川芎 15 克。

製用法：將組方中的 4 味藥放進砂鍋中，加 2500 毫升清水，大火燒開後轉小火煎 30 分鐘，去渣留汁，倒入泡腳盆中，先薰蒸雙腳，等溫度適宜後浸泡雙腳 30 分鐘，每晚泡 1 次。15 天為 1 個療程。

功效：本泡腳方能滋補肝腎、養陰聰耳，主治肝腎虧虛引起的耳鳴、聽力減退。

◉ 乾薑桂枝方

組方：乾薑 150 克，桂枝 100 克，細辛 10 克。

製用法：將組方中的 3 味藥放進砂鍋中，加 2500 毫升清水，大火燒開後轉小火煎 30 分鐘，去渣留汁，倒入泡腳盆中，先薰蒸雙腳，等溫度適宜後浸泡雙腳 30 分鐘，每天泡 1 次。15 天為 1 個療程。

功效：本泡腳方能溫腎補陽，對腎陽虛引起的畏寒怕冷、手腳發涼有較好療效。

◉ 黃精首烏白芷方

組方：黃精、首烏、白芷各 20 克，熟地黃 10 克。

製用法：將組方中的 4 味藥放進砂鍋中，加 2500 毫升清水，大火燒開後轉小火煎 30 分鐘，去渣留汁，倒入泡腳盆中，等溫度適宜後浸泡雙腳 30 分鐘，每天泡 1 次。10 天為 1 個療程。

功效：本泡腳方能滋補腎陽、填精益髓、延年益壽，是非常適合老年人的益腎泡腳方。

◎ 香附合歡方

組方：香附、合歡皮、路路通、蘇羅子各 15 克，陳皮、焦白朮、廣鬱金、炒烏藥、炒枳殼各 5 克。

製用法：將組方中的 9 味藥放進砂鍋中，加 3000 毫升清水，大火燒開後轉小火煎 30 分鐘，去渣留汁，倒入泡腳盆中，先薰蒸雙腳，等溫度適宜後浸泡雙腳 40 分鐘，每天泡 1 次。10 天為 1 個療程。

功效：本泡腳方能溫腎補陽，適用於腎虛、情志抑鬱、肝氣不疏所致的性慾低下者。

◎ 二地茱萸方

組方：生地黃 30 克，山茱萸、熟地黃各 20 克，鹽 5 克。

製用法：將組方中的 3 味藥放進砂鍋中，加 2000 毫升清水，大火燒開後轉小火煎 30 分鐘，去渣留汁，倒入泡腳盆中，加鹽攪拌均勻，等溫度適宜後浸泡雙腳 30 分鐘，每天泡 1 次。

功效：本泡腳方能補腎益陰，可用於腎虛頭痛的調養。

◎ 補骨脂烏梅方

組方：補骨脂 100 克，烏梅 30 克，五倍子 20 克。

製用法：將組方中的 3 味藥放進砂鍋中，加 2500 毫升清水，大火燒開後轉小火煎 30 分鐘，去渣留汁，待溫度適宜後，取適量倒入一個盆中坐浴，剩下的倒入另一個盆中泡腳。每天泡 2 次，每次泡 20 分鐘，連用 2 個星期。

功效：本泡腳方能補腎益氣、收斂固脫，適用於腎氣不固型脫肛（直腸脫垂）。

◎ 菟絲子山藥方

組方：菟絲子 40 克，淮山藥 30 克，川斷 20 克，海螵蛸 50 克。

製用法：將組方中的 4 味藥放進砂鍋中，加 3000 毫升清水，大火燒開後轉小火煎 30 分鐘，去渣留汁，待溫度適宜後，取適量倒入一個盆中坐浴，剩下的倒入另一個盆中泡腳。每天泡 1 次，每次坐浴、泡腳各 30 分鐘。7 天為一個療程。連用 2 個星期。

功效：本泡腳方能補腎固澀止帶，主治腎虛型白帶增多，症見舌淡苔白，帶下量多、質清稀，腰酸明顯，下肢發涼。

◎ 首烏桑葚方

組方：製何首烏 50 克，桑葚 30 克，黃精 20 克，黑芝麻葉 60 克。

製用法：將組方中的黑芝麻葉和 3 味藥一同放進砂鍋中，加 2500 毫升清水，大火燒開後轉小火煎煮 30 分鐘，去渣留汁，倒入泡腳盆中，先薰蒸雙腳，等溫度適宜後浸泡雙腳 30 分鐘，每晚泡 1 次。30 天為 1 個療程。

功效：本泡腳方能滋補肝腎，調理肝腎陰虛型不孕症，症見婚後不孕、月經先期且經量偏少色紅、體形偏瘦、心悸失眠、口燥咽乾、大便乾結。

◉ 附片鎖陽方

組方：附片、芡實、吳茱萸、益智仁各15克，鎖陽、黨參各10克。

製用法：將組方中的6味藥放進砂鍋中，加2000毫升清水，大火燒開後轉小火煎30分鐘，去渣留汁，倒入泡腳盆中，先薰蒸雙腳腳心，等溫度適宜後浸泡雙腳10～30分鐘，每天1劑，1劑每天可以泡2～3次。連用3～5天。

功效：本泡腳方能溫腎益氣、補腎固澀，可有效調理產後遺尿症。

◉ 側柏葉薑方

組方：側柏葉30克，高良薑、旱蓮草各20克。

製用法：將組方中的3味藥放進砂鍋中，加2000毫升清水，大火燒開後轉小火煎20分鐘，去渣留汁，等溫度適宜後，取適量洗髮，剩下的倒入泡腳盆中浸泡雙腳30分鐘。每天1劑，每天洗髮1次、泡腳1次。20天為1療程。

功效：本品能補益肝腎、涼血祛濕、烏髮潤髮，適用於肝腎陰虛血熱引起的鬚髮早白。

◉ 肉蓯蓉枸杞方

組方：肉蓯蓉、枸杞子、杜仲、何首烏、淫羊藿、菟絲子各20克。

製用法：將組方中的6味藥放進砂鍋中，加2500毫升清水，大火燒開後轉小火煎20分鐘，去渣留汁，待溫度適宜後，取適量倒入一個盆中坐浴20分鐘，剩下的倒入另一個盆中泡腳30分鐘。每晚睡前坐浴1次、泡腳1次。7天為1療程。

功效：本泡腳方能補腎固精，可用於輔助調養腎虛引起的陽痿。

◉ 杜仲牛膝方

組方：防風12克，首烏、赤芍、白芍、沉香、槐角子各10克，蒼朮、牛膝各8克，杜仲、菊花、蓮鬚、蒼耳子、天門冬各6克。

製用法：將組方中的12味藥一同放進砂鍋中，加3000毫升清水，大火燒開後轉小火煎煮20分鐘，去渣留汁，倒入泡腳盆中，等溫度適宜後浸泡雙腳30分鐘。每天1劑，1劑泡2次。10天為1個療程。

功效：本泡腳方能補益肝腎、養血固精，適用於中老年因肝腎精血不足所引起的頭暈耳鳴、食慾不振、面色無華、關節疼痛等。

首烏菟絲子方

組方：製首烏 50 克，菟絲子、益智仁各 30 克，川芎 20 克。

製用法：將組方中的 4 味藥一同放進砂鍋中，加 2500 毫升清水，大火燒開後轉小火煎煮 20 分鐘，去渣留汁，倒入泡腳盆中，等溫度適宜後浸泡雙腳 30 分鐘。每天 1 劑，1 劑泡 2 次。10 天為 1 個療程。

功效：本泡腳方能補腎益精、增強體質，適用於腎虛、腎氣不足引起的慢性疲勞症。

當歸苦參紅花水

組方：當歸、苦參、黃柏、知母、蛇床子各 20 克，紅花、甘草各 10 克。

製用法：將組方中的 7 味藥一同放進砂鍋中，加 2000 毫升清水，大火燒開後轉小火煎煮 30 分鐘，去渣留汁，等溫度適宜後，取適量洗會陰部，剩下的倒入泡腳盆中浸泡雙腳 30 分鐘。每天 1 劑，每晚洗會陰部 1 次、泡腳 1 次。10 劑為 1 療程，連用 7 個療程。

功效：本泡腳方能補益腎精、健脾生精、清熱利濕，可有效調理男性少精症。

玄明大黃白芷方

組方：玄明粉 60 克，生大黃 15 克，白芷 10 克。

製用法：將生大黃和白芷一同放進砂鍋中，加 2000 毫升清水，大火燒開後轉小火煎煮 10 分鐘，去渣留汁，加玄明粉攪拌均勻，倒入泡腳盆中，等溫度適宜後浸泡雙腳 20 分鐘，每晚泡 1 次。15 天為 1 個療程。

功效：本泡腳方可滋陰、降腎火，能有效改善性功能亢進。

益智仁山藥烏藥方

組方：益智仁、山藥各 30 克，烏藥 20 克。

製用法：將組方中的 3 味藥一同放進砂鍋中，加 2000 毫升清水，大火燒開後轉小火煎煮 30 分鐘，去渣留汁，倒入泡腳盆中，等溫度適宜後浸泡雙腳 10 分鐘，每晚泡 1 次。10 天為 1 個療程。

功效：本泡腳方能補腎益氣、縮尿，對小兒腎虛遺尿有較好療效。

中草藥補腎小偏方

○ **鎖陽羊肉粥**

取10克鎖陽，100克羊瘦肉，大米80克。把羊瘦肉洗淨，剁成肉末；大米淘洗乾淨。將鎖陽洗淨浮塵，放入砂鍋中，加700毫升清水，大火燒開後轉小火煎煮30分鐘，去渣留汁，放入羊肉末和大米，再加入適量清水，大火燒開後轉小火煮至米粒熟爛的稀粥，空腹食用。本品能補腎興陽、固精止遺，主治腎虛遺精，症見神疲倦怠、精神萎靡、腰酸腿軟、畏寒肢冷等。

○ **當歸太子參公雞湯**

取20克當歸，30克太子參，1隻小公雞，葱段、薑片、料酒、鹽各適量。將小公雞宰殺後收拾乾淨，將洗淨浮塵的當歸和太子參放入雞腹內，放入砂鍋中，加葱段、薑片、料酒、鹽和沒過雞的清水，大火燒開後轉小火煮至小公雞爛熟，吃雞肉喝湯即可。本品能溫補腎陽，對腎陽虛衰引起的女性性慾低下有較好療效。

○ **泥鰍韭菜子湯**

取250克活泥鰍，50克韭菜子，適量鹽。將活泥鰍放進清水中養2天，使其吐淨腹中的泥沙，宰殺後去淨內臟，洗淨；將韭菜子用棉紗布包好，密封。砂鍋置火上，放入泥鰍、韭菜子和適量清水，大火燒開後轉小火煮至泥鰍熟透，取出韭菜子，加鹽調味，喝湯吃泥鰍即可。本品能補腎益精，可有效調理腎陽不足、陽痿及精冷、腰膝酸軟等症。

○ **肉桂紅糖粥**

取2克肉桂，80克大米，20克紅糖。將肉桂放入砂鍋中，加700毫升清水，大火燒開後轉小火煎煮30分鐘，去渣留汁，放入大米，再加入適量清水，大火燒開後轉小火煮至米粒熟爛的稀粥，加紅糖煮化即可。本品能溫補腎陽，可有效改善腎中陽氣不足引起的「五更泄」（每天早晨天未亮之前即腸鳴泄瀉）及老年人小便清長等。

○ **鹿角膠銀耳湯**

取7.5克鹿角膠，15克冰糖，15克銀耳。將銀耳用清水泡發，去蒂，洗淨，撕成小朵，砂鍋置火上，放入銀耳和沒過銀耳的清水，大火燒開後轉小火煮至銀耳稍微出膠質，放入鹿角膠和冰糖煮至化開，攪拌均勻即可。本品能補腎壯陽、填精益髓，對腎精虛衰引起的陽痿、精少、男子不育等有良效。

黨參核桃湯

取15克黨參，20克核桃仁，3片生薑，適量冰糖。砂鍋置火上，放入黨參、核桃仁、薑片，加600毫升清水，大火燒開後轉小火煮30分鐘，加冰糖煮至化開，去除黨參和薑片，喝湯吃核桃仁即可。本品能強腰壯腎、益氣定喘，對老年腎不納氣的氣管炎有顯著療效。

巴戟蟲草瘦肉湯

取12克巴戟天，15克冬蟲夏草，100克豬瘦肉，適量鹽和麻油。將巴戟天和冬蟲夏草洗淨浮塵，用棉紗布包好，密封；豬瘦肉洗淨，切片。砂鍋置火上，放入豬肉片和裝有巴戟天、冬蟲夏草的藥包，加750毫升清水，大火燒開後轉小火煮60分鐘，拿出藥包，加鹽調味，淋上麻油，吃肉喝湯即可。本品具有補腎聰耳的功效，適合腎虛型耳鳴者食用。

桑葚醋

取800克鮮桑葚，1000毫升的5年老陳醋。將鮮桑葚洗淨，瀝乾水分，放進無油、無水的乾淨玻璃罐中，倒入陳醋，封嚴罐口，在陰涼乾燥處放置3～4個月，每次取10毫升，加入8～10倍的涼開水稀釋，飯後飲用。本品能補腎養血，可調理腎氣不足所致的鬚髮早白。

海馬黑米粥

取3克海馬粉，50克黑米，10克糯米，適量蜂蜜。將黑米淘洗乾淨，再將糯米淘洗乾淨後用清水浸泡1～2小時。砂鍋置火上，放入黑米、糯米，加適量清水，大火燒開後轉小火煮至米粒熟爛的稀粥，加海馬粉攪拌均勻，待粥涼至溫熱，淋上蜂蜜食用即可。本品可治療腎陽虛所致的小便頻數、陽痿早洩、白帶清稀不斷、小腹發冷，以及老年體衰、神倦肢冷等。

豬骨骨碎補湯

取豬棒骨300克，35克骨碎補，15克牛膝，10克赤芍，適量鹽。將骨碎補、牛膝、赤芍用棉紗布包好，密封。將豬棒骨敲裂，洗淨，用沸水焯燙去血水，撈入砂鍋中，加沒過骨頭的溫水，放入藥包，大火燒開後轉小火煮至豬棒骨肉爛脫骨，取出藥包，加鹽調味即可。本品具有補腎強骨的功效，適用於腎虛腰痛、牙齒鬆動等症。

益智仁糯米鹹粥

取5克益智仁，60克糯米，適量鹽。將益智仁放入家用食物料理機中的乾磨杯中打成粉；糯米淘洗乾淨，用清水浸泡1～2小時。砂鍋置火上，倒入浸泡好的糯米，加適量清水，大火燒開後轉小火煮至米粒熟爛的稀粥，加益智仁粉和鹽攪拌均勻即可。

杜仲枸杞鯉魚湯

取1條鯉魚，30克杜仲，20克枸杞子，10克乾薑，適量鹽和香菜（芫荽）末。將鯉魚去魚腮、魚鱗和內臟，洗淨；將杜仲、枸杞子、乾薑用棉紗布包好，密封。砂鍋置火上，放入鯉魚和藥包，加入沒過鯉魚的清水，大火燒開後轉小火煮60分鐘，取出藥包，加鹽和香菜末調味即可。本品具有溫腎利水的功效，能有效調理腎虛水腫。

鵪鶉枸杞杜仲湯

取1隻鵪鶉，20克枸杞子，10克杜仲，適量鹽。將鵪鶉宰殺後去毛和內臟，洗淨，用沸水焯燙去血水，放入砂鍋中，加入枸杞子和杜仲，倒入沒過鵪鶉的清水，大火燒開後轉小火煮至鵪鶉肉爛脫骨，加鹽調味，喝湯、吃鵪鶉和枸杞子即可。本品能補腎、健筋骨，對腎虛引起的牙齒不固、腰膝酸軟有良效。

芝麻首烏枸杞菊花湯

取25克黑芝麻，20克製何首烏，15克枸杞子，10克杭白菊。將黑芝麻擀碎，用棉紗布將製何首烏與杭白菊包好，密封，放入砂鍋中，再放入枸杞子和擀碎的黑芝麻，加650毫升清水，大火燒開後轉小火煮20分鐘，取出製何首烏和杭白菊，涼至溫熱後喝湯、吃枸杞子。本品能滋陰補腎，可有效調理腎陰虛引起的眩暈、鬚髮早白。

參鬚枸杞雞湯

取1個雞腿，10克參鬚，10克枸杞子，適量鹽。將雞腿洗淨，剁成塊，用沸水焯燙去血水，撈入砂鍋中，加入參鬚和枸杞子，倒入沒過雞腿肉的溫水，大火燒開後轉小火煮至雞腿肉熟透，加鹽調味，喝湯、吃雞腿肉和枸杞子。本品能補養腎氣，可暖宮助孕、壯陽療痿。

巴戟肉桂茶

取5克巴戟天，3克紅茶，3克吳茱萸，2克肉桂。將紅茶放入茶杯中，砂鍋置火上，放入巴戟天、吳茱萸、

肉桂，加500毫升清水，大火燒開後轉小火煎煮30分鐘，去渣留汁，倒入茶杯中沖泡紅茶，蓋上杯蓋，泡20分鐘飲用即可。本品能溫腎暖宮，主治女性子宮久冷，赤白帶下、月經不調、量時多時少。

◎ 女貞桑葚首烏山楂茶

取12克女貞子，10克桑葚，10克何首烏，10克焦山楂。砂鍋置火上，放入上述4味藥物，加2000毫升清水，大火燒開後轉小火煮30分鐘，去渣留汁，涼至溫熱，代茶飲用即可。本品能滋陰益腎、潤膚養顏，可改善腎陰虛引起的皮膚乾燥。

◎ 蓮子茶

取10克帶心蓮子，3克茉莉花茶。將茉莉花茶放入茶杯中，砂鍋置火上，放入洗淨的蓮子，加500毫升清水，大火燒開後轉小火煎煮30分鐘，取煎煮蓮子的水倒入茶杯中沖泡茉莉花茶，蓋上杯蓋，泡20分鐘飲用即可。本品能養心益腎，對心腎兩虛引起的少眠多夢有較好療效。

◎ 續斷菟絲寄生茶

取5克續斷，3克菟絲子，3克桑寄生，3克阿膠，3克紅茶。將紅茶放入茶杯中，砂鍋置火上，將除紅茶以外的4味藥放入砂鍋中，加500毫升清水，大火燒開後轉小火煮25分鐘，去渣留汁，倒入茶杯中沖泡紅茶，蓋上杯蓋，泡20分鐘飲用即可。本品能固腎、養血、安胎，適宜腎陽虛所致的滑胎等。

◎ 生地綠茶

取10克生地黃，3克綠茶。將綠茶放入茶杯中，砂鍋置火上，放入生地黃，加500毫升清水，大火燒開後轉小火煮30分鐘，去渣留汁，倒入茶杯中沖泡綠茶，蓋上杯蓋，泡20分鐘飲用即可。本品能滋陰補腎，適宜腎陰虛所致的盜汗、月經不調、胎動不安等。

◎ 蠶蛹燉核桃

取50克蠶蛹，100克核桃仁，3克肉桂粉，適量鹽和植物油。將蠶蛹洗淨，瀝乾水分。炒鍋置火上，倒油燒熱，炒香肉桂粉，放入蠶蛹和核桃仁翻炒均勻，倒入適量清水，大火燒開後轉小火燉至蠶蛹熟透，加鹽調味，吃蠶蛹和核桃仁即可。本品能補腎強腰、澀精秘氣，適用於腎虧精虛引起的腰膝酸軟、陽痿滑精、老人夜尿等症。

取穴宜忌

【宜】

✓ 取穴時宜用手指同身寸取穴法。手指同身寸取穴法是常用的取穴方法中的一種,是依照按摩者本人手指的長度和寬度為標準來取穴。這種取穴方法簡便、好記,一看就懂。有助於大家更快速、更準確的取穴。

1 寸

● 拇指同身寸

拇指指間關節的寬度作為1寸。此法常用於四肢部位的取穴。

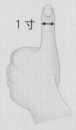

● 中指同身寸

中指彎曲時手指內側兩端橫紋之間的距離作為一寸。此法可用於腰背部和四肢等部位的取穴。

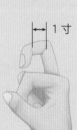

1.5 寸

食指、中指併攏時,以中指第二節橫紋為標準,其兩指的寬度作為1.5寸。

2 寸

食指、中指、無名指併攏時,以中指第一節橫紋為標準,其三指的寬度作為2寸。

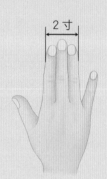

3 寸

食指、中指、無名指、小指併攏時,以中指中節橫紋為標準,其四指的寬度作為3寸。

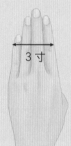

【忌】

✗ 以上所説的「寸」,並沒有具體數值。「同身寸」中的「1寸」在不同人身上會是長短不同的,個高者的「1寸」要比個矮者的「1寸」要長。因此,忌用自己的「同身寸」在別人身上來找穴位,這樣做是找不準穴位的。每個人的「同身寸」只適用於自己身上。

按摩宜忌

【宜】

1. 按摩宜在環境安靜、溫度適宜、空氣流通的室內進行。

2. 按摩前宜用熱水洗手，以保證雙手的清潔衛生。另外，按摩前宜將雙手搓熱，以免手太涼使按摩者感到不適。

3. 女性肌膚嬌嫩，按摩時用力宜適中，以能忍受為度；男性肌肉結實，按摩時可適當加大些力度，或者延長按摩時間。

4. 按摩時容易睡着，不需要按摩的部位宜用毛巾被或薄毯子蓋好，以免受涼。

5. 按摩前宜將指甲修剪得與指腹頂端平齊，以免指甲過長損傷皮膚。

6. 給寶寶進行按摩時，宜隨時關注寶寶的反應，如看起來不舒服，應試着減輕按摩力度或是乾脆先停下來。

7. 按摩時間以每次 20～30 分鐘為宜。

8. 按摩前胸、腹部力度宜小些；按摩腰臀部力度宜大些。

【忌】

1. 不宜吃完飯後馬上進行按摩，應在飯後 2 小時後再進行。

2. 按摩時不宜戴戒指、手錶、手鏈、項鍊等硬的飾物，以免劃傷皮膚。

3. 女性懷孕期間，忌按摩腰骶部和腹部穴位，忌按合谷、肩井、三陰交、昆侖、至陰等一些活血通絡的穴位。

4. 骨折和關節脫位者不宜按摩。

5. 皮膚感染、破潰者不宜按摩。

6. 患有血友病、白血病等出血性疾病者不宜按摩。

7. 處於月經期的女性不宜對腹部進行按摩。

8. 不宜在大怒、大喜、大恐、大悲等情緒激動時按摩。

9. 有嚴重心、肝、脾、肺、腎功能不全的人不宜按摩。

第六章

調好五臟養好腎

健康長壽生病少

腎臟並不是一個孤立的臟器，

它與心、肝、脾、肺之間是關係密切的一個功能系統，

可以說，心、肝、脾、肺的健康直接關係到腎臟的健康，

調養好心、肝、脾、肺更有利於養好腎，

這樣一來，五臟都健康了，

才能健康長壽少生病。

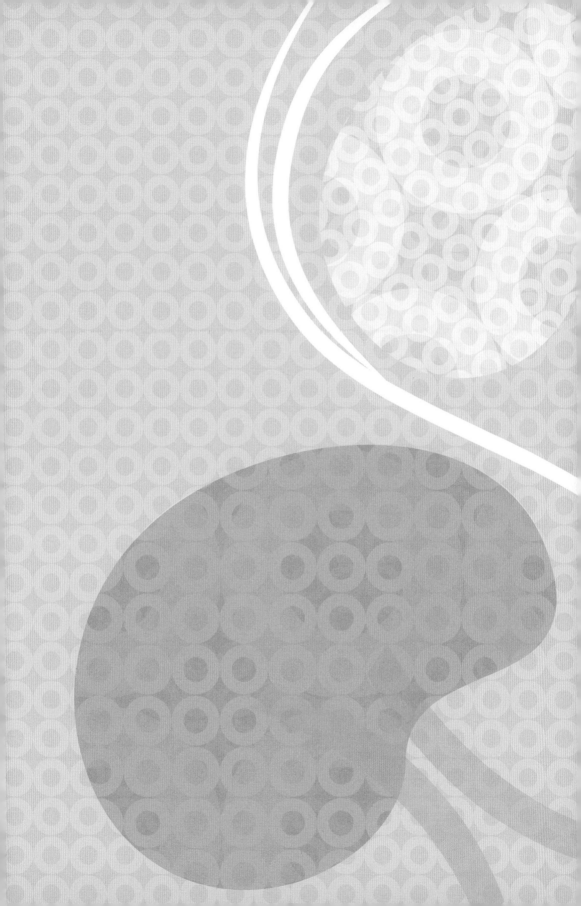

養肝即養腎

中醫稱肝腎同源，如果肝血不足，會引起腎精虧損，而腎精虧損，又會導致肝血不足。此外，肝主疏泄功能與腎主封藏功能之間也是相互制約、相輔相成的。所以，養肝即養腎。

生活調養

1. 保持良好的作息習慣，儘量避免熬夜，夜間 11 點之前睡覺可幫助肝臟排毒。

2. 積極地參加戶外運動，學會放鬆自我，不要給自己太大的壓力，合理減壓有助於保護肝臟健康。

3. 易怒傷肝，日常生活中要避免暴怒。

按摩調養

此套按摩方法能養肝護肝、補肝氣、降肝火，還可以促進肝臟排毒。

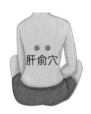
肝俞穴

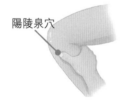
陽陵泉穴

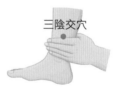
三陰交穴

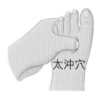
太沖穴

❶ 手握成空拳，輕輕敲擊左右兩側的肝俞穴 100 下。

❷ 用拇指指腹分別按揉左右腿上的陽陵泉穴各 3 分鐘。

❸ 用拇指指端按壓左右腿上的三陰交穴，一壓一放為 1 次，各持續 10 分鐘。

❹ 用拇指指腹按住太沖穴並下壓，緩緩加力，按住 1 分鐘為 1 次，左右腳各按壓 3～5 次。

飲食調養

1. 宜清淡飲食，儘量少吃油膩、油炸、辛辣食物，適量喝酒或不喝酒。

2. 吃些青色食物，芹菜、菠菜、小白菜等青色食物能促進肝氣升發，疏肝解鬱，是保肝、養肝的最佳選擇。

3. 適量食用牛奶、豆腐等富含蛋白質的食物，蛋白質能修復肝臟受損細胞、促進肝細胞再生。

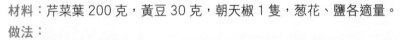

分解排除肝臟毒素

芹菜葉拌黃豆

材料：芹菜葉 200 克，黃豆 30 克，朝天椒 1 隻，蔥花、鹽各適量。

做法：

1. 黃豆洗淨，用清水浸泡 6 ～ 8 小時，煮熟；芹菜葉擇洗乾淨，焯水，過涼，瀝乾水分。
2. 取盤，放入黃豆和焯好的芹菜葉，加鹽；朝天椒洗淨剪成斜段。
3. 炒鍋置火上，倒油，小火燒至四成熱，炒香朝天椒和蔥花，澆在黃豆和芹菜葉上，攪拌均勻即可。

功效解析：本品富含的大豆磷脂可分解排除肝臟毒素，同時所富含的維他命 E 能清除自由基等毒素，減輕肝臟負擔。

Tips：黃豆以東北產的為好，東北黃豆更營養。怕辣者，可用紅甜椒代替朝天椒。

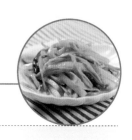

金針炒青瓜

材料：金針（乾）15 克，青瓜 150 克，葱花、鹽各適量。

做法：

1 金針用清水泡發，擇洗乾淨。

2 青瓜洗淨，去蒂，切條，備用。

3 將炒鍋置大火上，加油燒至九成熱時，炒香葱花，迅速倒入青瓜及金針，炒至熟透，加入鹽調味，即可。

功效解析：本品具有平肝清熱的功效，適用於肝火引起的頭痛、眩暈目赤等。

Tips：青瓜皮含有苦味素，是青瓜的營養精華所在，吃青瓜不宜去皮。

菠菜蝦米雞蛋湯

材料：菠菜 150 克，蝦米 15 克，雞蛋 1 個，鹽、葱末、麻油各適量。

做法：

1 菠菜擇洗乾淨，焯水，切段；蝦米洗淨，泡軟；雞蛋磕入碗中，打散。

2 湯鍋置火上，倒入適量清水燒開，淋入雞蛋液攪成蛋花，下入蝦米和菠菜，加鹽、葱末、麻油調味即可。

功效解析：本品有益肝氣循環、代謝，還能疏肝解鬱，起到養肝護肝的作用。

Tips：泡發蝦米的水味道很鮮，不宜扔掉，宜在煮湯時加入，會令湯的味道更加鮮美。

銀耳藕粉羹

材料：銀耳 25 克，藕粉 10 克，冰糖適量。

做法：

1 將銀耳泡發，去蒂，撕成小塊。
2 將銀耳與冰糖混合，加適量水一起燉爛成湯汁。
3 將湯汁沖入藕粉即可。

功效解析：本品可以提高肝臟功能，增強肝臟的解毒作用。

Tips：泡發好的銀耳撕成小塊，更容易煮出銀耳的膠質，令口感更爽滑。

雞肝粥

材料：雞肝、大米各 100 克，葱花、薑末、花椒、鹽各適量。

做法：

1 大米淘洗乾淨；雞肝去淨筋膜，用清水浸泡去血水，洗淨，切細，與大米同放鍋中。
2 加清水適量，煮為稀粥，待將熟時調入葱花、薑末、花椒、鹽等，再煮一二沸即成。

功效解析：此粥具有養肝明目的功效，適用於肝血不足所致的頭目眩暈、視力下降、眼目乾澀及貧血等。

Tips：雞肝也可以換成對肝臟有補益作用的豬肝、羊肝等動物肝臟。

養好脾，腎不失養

中醫認為：腎為先天之本，而脾為後天之本，先天的腎精需要後天脾化生的氣血來提供營養。此外，脾能運化水濕，腎負責氣化水液，脾和腎在津液代謝方面也是共同起作用的。

生活調養

1. 保養脾胃宜保持積極樂觀的情緒，不良情緒可導致食慾下降、腹部脹滿、噯氣、消化不良等。

2. 宜適量運動，如散步、慢跑、打太極拳、瑜伽等，能增強脾胃功能，促進食物的消化和營養成分的吸收。

按摩調養

此套按摩方法能讓脾胃變得強壯起來，可用於食慾不振、消化不良、胃脹、胃痛的調理。

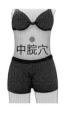 中脘穴

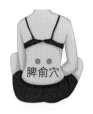 脾俞穴

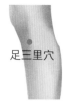 足三里穴

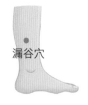 漏谷穴

❶ 用中指食指一併用力點在中脘穴上，10 秒鐘左右鬆開，然後再點，再鬆開，這樣點揉 5 分鐘。

❷ 用拇指指端分別按壓左右兩側的脾俞穴各 50 下。

❸ 用拇指指腹分別在左右腿上的足三里穴做按壓動作，每次 5～10 分鐘。

❹ 用拇指指腹分別按揉左右腿上的漏谷穴各 10 分鐘。

飲食調養

1. 每日三餐定時定量，每餐宜吃七分飽，避免過饑或過飽。

2. 進食時細嚼慢嚥，有助於減輕脾胃的負擔，利於食物的消化和吸收，對養脾胃非常有好處。

3. 不暴飲暴食，暴飲暴食會給脾胃帶來巨大的負擔，易傷脾胃。

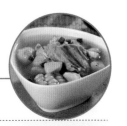

改善脾虛食少

栗子玉米燉排骨

材料：豬排骨 350 克，玉米棒 200 克，栗子 50 克，鹽、蔥花、薑末、高湯各適量。

做法：

1　將豬排骨洗淨，剁成塊，汆去血水；玉米棒洗淨，切塊；栗子去皮洗淨。

2　淨鍋上火倒入油，將蔥花、薑末爆香，下入高湯、豬排骨、玉米棒、栗子，調入鹽，燉至熟即可。

功效解析：本品能補脾健胃，適合脾虛食少、反胃、泄瀉的人食用。

Tips：把生栗子放在陽光下暴曬一天，栗子殼會開裂，很容易就能剝去外殼。

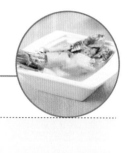

奶汁鯽魚湯

材料：鯽魚2尾，冬瓜適量，蔥末、薑末、鹽各適量。

做法：

1 新鮮鯽魚去鱗、鰓、內臟，沖洗乾淨，瀝乾水分；冬瓜洗淨，去皮，切小片。

2 魚下鍋，加適量清水燒開，加蔥末、薑末，後改小火慢燉；湯汁顏色呈奶白色時下入冬瓜煮熟，加鹽調味即可。

功效解析：本品能健脾、溫胃進食，主治脾胃虛弱、不思飲食、淺表性胃炎、胃潰瘍等。

Tips：收拾鯽魚的時候一定要把魚鰭剪乾淨，不然鯽魚做熟後容易有土腥味。

山藥粥

材料：新鮮山藥120克，玉米粉（粟粉）4～6湯匙，蔥末、薑末、紅糖各適量。

做法：

1 將生山藥去皮，洗淨，切為薄片，再搗為糊狀。

2 鍋中放適量水燒沸，邊攪邊下山藥糊，煮沸後下玉米粉調勻，而後再放入蔥末、薑末及紅糖等，煮成粥糊即可。

功效解析：本品能健脾、滋養強壯，適合脾胃虛弱、免疫力低下的人食用。

Tips：玉米粉先用冷水調勻並要分少量多次的下入鍋中，這樣不會在鍋中結成面疙瘩，做出的山藥粥口感才更細滑。

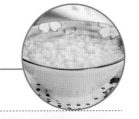

白朮豬肚粥

材料：豬肚 200 克，大米 60 克，白朮 30 克，生薑、醬油、麻油各適量。

做法：

1　將豬肚洗淨，切成小塊；大米淘淨；白朮、生薑洗淨。

2　豬肚同白朮、生薑煎煮，取汁去藥渣，放入大米煮成粥即可。

3　豬肚撈出蘸麻油、醬油佐餐。

功效解析：此粥具有補中益氣、健脾和胃的功效，適用於脾胃氣弱所致消化不良、不思飲食、倦怠少氣、腹部虛脹、大便溏瀉不爽等症。

Tips：豬肚的膽固醇含量較高，患有高血脂症、冠心病、高血壓的人應少吃。

養好心，腎少生病

中醫認為，心臟有疾一定也會影響腎臟。如果一個人的心臟不適，也要留心一下腎臟。現代醫學研究證實，早期被診斷患有心臟病的人，未來9年內其腎功能出現問題的機會率是其他人的2倍。養護好心臟，能減少腎病的發生。

生活調養

1. 要笑口常開，笑能放鬆身心，愉悅心情，減輕壓力，並能增加攝氧量，有益心臟健康。

2. 宜進行柔和的運動，比如散步、靜坐、瑜伽等，能寧神養心。

3. 適當的午睡，可使心臟得到休息，能對心臟起到養護作用。

按摩調養

此套按摩方法能養心、補心、強心，有助於改善心煩、心慌、胸悶、心悸等症狀，還可用於冠心病的調養。

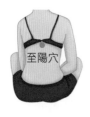
至陽穴

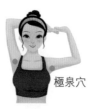
極泉穴

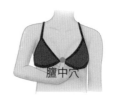
膻中穴

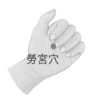
勞宮穴

❶ 用指腹稍用力按揉至陽穴2～3分鐘。

❷ 上抬手臂，一手五指併攏，頂在腋窩處，輕輕按壓揉動極泉穴5分鐘，左右兩穴都要按摩。

❸ 用拇指的指腹用力按壓膻中穴36下。

❹ 用拇指指端重力按壓一手的勞宮穴10分鐘，左右手交替進行。

飲食調養

1. 多吃些蓮子、百合、小米、燕麥、紅棗、黑芝麻、蜂蜜、桂圓、酸棗仁等養心安神的食物。

2. 《黃帝內經》中說：紅色補心。紅色食物進入人體後可入心、入血，能增強心臟的功能。

3. 少肉多蔬果，可避免血液中產生過多的三酸甘油酯，能為心臟減負，有益心臟的健康。

清心瀉火、調理失眠

木耳炒百合

材料：木耳 30 克，百合（乾）10 克，食鹽、蔥末、生粉各適量。

做法：

1. 木耳水泡發，洗淨備用；乾百合水泡發。

2. 鍋內倒植物油，燒熱後放入蔥末爆香，倒入泡好的木耳煸炒片刻，再倒入百合一同爆炒 3 分鐘，放鹽調味，用生粉勾薄芡即可。

功效解析：中醫認為，失眠多為心火過旺所致，本品能清心瀉火，調理和改善失眠。

Tips：百合有藥百合和菜百合之分，藥百合味苦，菜百合味甜，而藥百合的去火功效更強。

赤小豆薏米湯

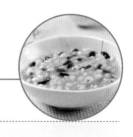

材料：赤小豆 100 克，薏米 100 克。

做法：

1 將赤小豆、薏米分別洗淨，浸泡 2 小時。

2 將鍋放於火上，加清水 1000 毫升，大火煮開，再倒入赤小豆、薏米，用小火煮爛即可。

功效解析：本品能養心、清心火，有助於緩解口舌生瘡、舌尖紅等心火症狀。

Tips：薏米性涼，處於經期的女性應避免食用。

番茄雞蛋湯

材料：番茄 2 個，雞蛋 1 個，鹽、葱花、麻油各適量。

做法：

1 番茄洗淨，去蒂和皮，切塊；雞蛋磕入碗中，打散。

2 湯鍋置火上，放入適量清水燒開，下入番茄用小火煮 10 分鐘，淋入雞蛋液攪拌成蛋花。

3 在鍋中加入鹽調味，撒上葱花，淋上麻油即可。

功效解析：本品富含的番茄紅素、胡蘿蔔素、維他命 C 等營養成分，有利於保持血管壁的彈性，對心血管具有保護作用。

Tips：在番茄蒂部劃開一個「十」字，再用熱水燙一下，就很容易將皮撕下來。

蜜棗桂圓粥

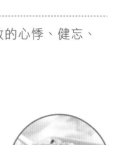

材料：粳米 60 克，桂圓肉 30 克，紅棗 50 克，薑 20 克，蜂蜜 15 克。

做法：

1　粳米淘洗乾淨；紅棗洗淨，去核；桂圓去殼；薑去皮，磨成薑汁備用。

2　粳米放入鍋中，加入約 1000 毫升冷水燒沸，加入紅棗、桂圓和薑汁煮至軟爛，再調入蜂蜜，攪拌均勻，即可食用。

功效解析：本品能養心安神、健脾補血，適用於心血不足所致的心悸、健忘、貧血以及神經衰弱、自汗、盜汗等。

Tips：紅棗味甜，牙病患者應少吃，吃完紅棗應漱口。

高粱小米蓮子粥

材料：高粱米 30 克，小米 40 克，蓮子 10 克。

做法：

1　蓮子、高粱米、小米洗淨後，泡 2 個小時。

2　將三種材料倒入鍋裏，注入約 1000 毫升水用大火煮沸約 5 分鐘之後調到中火煮半小時，再調至小火繼續煮 30 分鐘，即可。

功效解析：夏季暑熱逼人，容易導致煩躁傷心，本品能清心降火、養心強心，是夏季養心的食療佳品。

Tips：熬煮此粥不宜加鹼，會破壞小米和高粱米中含有的維他命 B 雜。

養肺可以養腎

　　中醫認為肺主呼出，腎主吸入，一呼一吸，一出一入，人才能完成呼吸動作。如果一個人肺氣久虛，也會影響到腎的健康。因此，肺和腎之間有着不可忽視的關係，養肺可以起到養腎的作用。

生活調養

1. 笑口常開能養肺。中醫認為，太過悲憂會傷肺，而喜能抑制悲憂，開開心心的笑對肺的健康有好處。

2. 養肺應多做深呼吸，深呼吸能改善肺部的氣血循環，增加血中的氧氣，可起到養肺、潤肺的作用。

按摩調養

　　此套按摩方法能補氣養肺、清肺熱、止咳平喘，有利於改善咳嗽、支氣管炎、哮喘等。

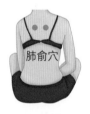 肺俞穴

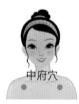 中府穴

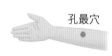 孔最穴

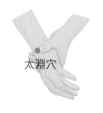 太淵穴

❶ 兩手拇指指腹放置在兩側的肺俞穴上，逐漸用力下壓，按而揉之，反復操作 5～10 分鐘。

❷ 先順時針按揉，再逆時針按揉，按揉 3 分鐘，左右兩側的中府穴都要按揉。

❸ 用拇指指腹分別按揉左右手臂上的孔最穴各 3 分鐘。

❹ 用拇指指腹輕輕按揉太淵穴 50～100 下，左右手交替進行。

飲食調養

1. 多吃些銀耳、百合、雪梨、白果、薏米、鴨肉、白蘿蔔等潤肺除燥的食物。

2. 補肺首選白色食物，比如白豆、山藥、蓮藕、荸薺等，有益於補肺氣、清肺熱。

3. 適量多喝些水，喝水可促進呼吸道的纖毛正常分泌黏液，能消滅到達肺部氣體中的細菌，可起到守衛肺臟健康的作用。

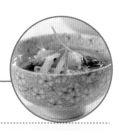

解毒、潤肺

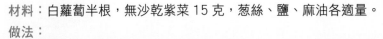

白蘿蔔絲紫菜湯

材料：白蘿蔔半根，無沙乾紫菜 15 克，蔥絲、鹽、麻油各適量。

做法：

1 白蘿蔔洗淨，切絲；紫菜撕成小片。

2 鍋置火上，倒入適量清水，放入白蘿蔔絲，大火燒開後轉小火煮至白蘿蔔絲熟透。

3 鍋中放入紫菜攪拌均勻，加鹽調味，淋上麻油，撒上蔥絲即可。

功效解析：本品能解毒、潤肺，尤其適合空氣污染較重的霧霾天氣食用，能潤肺、養肺。

Tips：白蘿蔔忌與西洋參或人參同食。

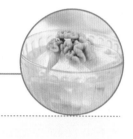

雪梨蜂蜜羹

材料：雪梨 2 個，核桃仁 50 克，蜂蜜 50 克。

做法：

1 將雪梨洗淨，去皮、除核，切片；核桃仁拍碎備用。
2 將梨片和核桃仁共煮數沸，至梨熟，停火晾溫。
3 調入蜂蜜攪勻即成。

功效解析：本品可養陰潤肺，用於肺熱咳喘、陰虛久咳、乾咳無痰、咽乾舌燥等症。

Tips：將核桃仁裝進保鮮袋中，排出袋內空氣並封好袋口，可以用刀背或擀麵杖將核桃仁輕鬆地拍碎。

綠豆蓮藕湯

材料：鮮藕 200 克，綠豆 50 克，肉湯、鹽各適量。

做法：

1 將綠豆洗淨，用清水浸泡 2 小時；鮮藕去皮、洗淨，切片，在開水中煮 5 分鐘，撈出並用涼水沖淨。
2 在鍋中加入肉湯，燒開後加入藕片、綠豆，用中火燒至材料熟爛，加入鹽調味即可。

功效解析：本品可清肺火、涼血止血，能輔助治療肺火引起的流鼻血、咳血等症狀。

Tips：蓮藕切好後放在加入醋的水中浸泡，可使其保持潔白水嫩不變色。

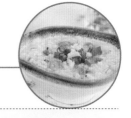

補肺潤燥、鎮咳

薏米豬肺粥

材料：豬肺 500 克，大米 100 克，薏米 50 克，料酒、葱、鹽各適量。

做法：

1　將豬肺洗淨，加水適量，放入料酒，煮七成熟，撈出，切成肺丁。

2　同淘淨的大米、薏米一起入鍋內，並放入葱、鹽、料酒，先置大火上燒沸，
　　然後小火煨燉，米熟爛即可。

功效解析：本品能補肺潤燥、鎮咳，適合肺陰虧虛者食用。

Tips：豬肺不要切開，放在水龍頭下往大氣管裏面沖水，用手抓肺葉把水擠出
來，如此反復多次，直至擠出的水顏色乾淨。

五臟的情緒調養宜忌

人有七情，七情乃人的情志活動的總稱，具體包括「喜、怒、憂、思、悲、恐、驚」等。在正常範圍內，七情的變化對健康影響不大，但是若因外界刺激而使得情緒過於突然或劇烈，抑或持續的時間過長，超出人體生理活動承受的正常範圍，則多半會造成陰陽失調，氣血循行混亂，五臟會受損，導致多種疾病的發生。

中醫認為，七情分屬五臟，其中怒為肝之志，喜為心之志，悲與憂為肺之志，思為脾之志，恐與驚為腎之志。故而七情造成的多半是內傷，對相應臟腑器官有極大的影響作用，即「怒傷肝、喜傷心、思傷脾、悲或憂傷肺、恐或驚傷腎」。當然，五臟是相互關聯、相互影響的，所以一種情志最先傷及本臟，同時也會波及多臟。

忌暴怒，宜學會制怒

「怒髮衝冠」，人在發怒時氣是往上沖的，血也是往上湧的。肝臟主藏血，發怒的時候影響最大的當屬肝，肝血及肝氣往上沖，人容易出現腦出血的危險。嚴重的暴怒更有可能會導致肝內出血、形成血瘤，甚至吐血。怒火不發，若是憋悶着，只會造成精神崩潰、胸中憋悶，長此以往造成肝經上的疾病，如乳腺增生或乳腺炎。怒傷肝，肝傷了更容易生氣，久而久之形成惡性循環。

要學會制怒，宜心氣平和、心胸開闊、以理服人，不可放縱心頭無名之火，像火柴頭似的一擦就着，觸物即燒。俗話說：「要活好，心別小；善制怒，壽無數。」學會消除怒氣，不僅可養護肝臟、減少疾病，而且是延年益壽的養生之道。

忌狂喜，宜寵辱不驚

在七情裏，「喜」應該是一種好情緒。然而大喜即大悲，過分地高興或興奮，也容易損傷心氣。正所謂「喜則氣緩」，大喜之後人氣就會渙散開來，進而導致血運行無力而滯留淤堵，出現心悸、失眠、心痛、健忘等不適。

人的承受能力如同人的生理免疫力。經常面臨巨大的壓力，心理抵抗力時刻處於備戰與迎戰的活躍狀態下，即便受壓也能保持在正常生存狀態之中，不至於突然崩潰。一旦過度興奮，被壓

抑的心理與之形成巨大的反差，心理狀態由高壓區一下轉為低壓區，多半就會造成嚴重後果，比如發瘋、暈厥等。

為了避免樂極生悲的情況發生，防止過度興奮，應善於調節情感，保持穩定的心理狀態，要學會寵辱不驚，面對世俗的紛擾不悲不喜，做到怡然自得、心態平和。

忌驚恐，宜安神定志

人會恐懼，這很正常，恐懼是每個人都會有的一種情緒體驗。但如果驚恐發生過於激烈，或者恐懼持續時間過長，超過了人體所能調節的程度，恐就成為一種致病因素，會對人體構成危害，嚴重者可因驚恐過度而死亡。

中醫學認為，腎在志為恐，過度恐懼易傷腎，可致腎氣耗損。面對驚恐時宜學會安神定志，可以做做深呼吸，深呼吸是一種緩解恐懼的絕好方法。另外，也可以在安靜的環境中，閉上雙眼，盤腿坐下或躺下，讓自己的思緒自由想像，也能減輕焦慮、恐懼。

忌思慮過多，宜轉移關注

《黃帝內經》中有「過思傷脾」的記載。正常的思考、工作和學習，「思」的活動屬正常的範疇，不會影響身體健康，但是過度的「思」，則會導致身體的失衡，對健康是不利的。思慮過度，也就是長期處於多愁善感狀態，胃口就會受到影響，不想吃飯或者飲食不和，脾胃跟着遭罪。思慮過度，氣容易淤積，脾胃運化功能失常，疾病叢生。

轉移關注的目標是最有效的解憂思方法。另外，應多和別人溝通，向別人傾訴自己的憂思等，都可以幫你化解憂思，調解情志。還可以通過聽音樂、看書、看喜劇表演、外出遊玩、下下棋、彈彈琴、繪畫等來轉移情緒，從而減少思慮。

忌憂傷，宜笑口常開

中醫認為肺在情志的變動上屬憂，太過悲憂會傷肺。肺還主皮毛，憂愁傷及了肺臟之後，某些疾患容易在皮膚上顯現出來，比如蕁麻疹、斑禿、牛皮癬等。而喜能抑制悲憂，所以開開心心的笑對肺的健康有好處。不過，開口笑要發自內心真誠地笑，如果是裝出來的笑，反而對身心不利。因此，在笑之前一定要先將憂傷等不好的情緒拋棄，發自內心地去笑。

第七章

女人這樣養腎

美顏美肌抗衰老

女性同男性一樣也需要養腎，
女性經、孕、產、乳等生理過程無不與腎相關。
女性注意養腎補腎，
可以減緩身體衰老，
使整個人看起來更年輕、更漂亮。

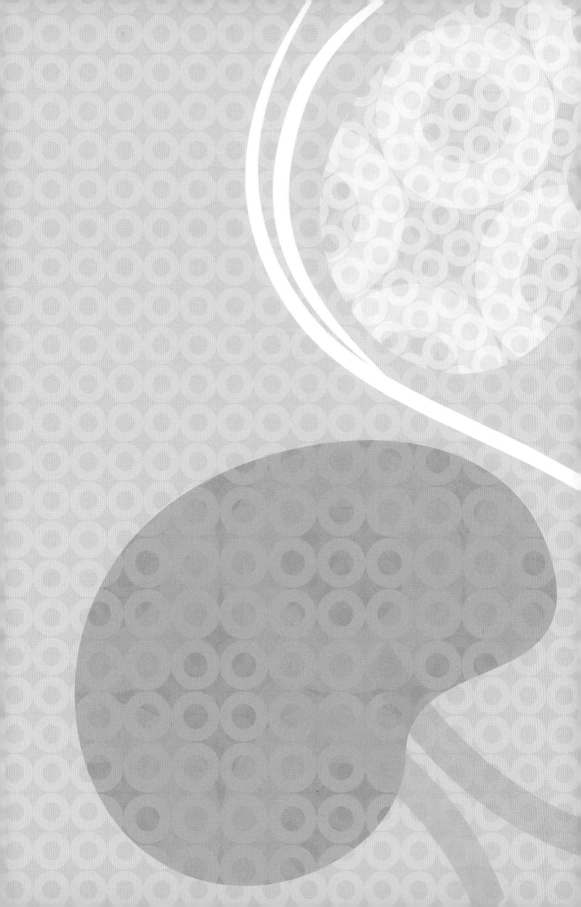

女「七」養腎法

「女七」的説法源於《黃帝內經》，即女性的生命週期數是7，每7年體現一次大變化。女性根據不同年齡段的身體變化來合理養腎，能使女性身體健康、精力充沛，儲備受用一生的健康資本。

「一七」，補腎升陽，增強體質

《黃帝內經・素問・上古天真論篇》中記載：「女子七歲，腎氣盛，齒更髮長。」意思是説，隨着腎氣的充盈，女孩子到了7歲的時候，開始換牙，頭髮的生長速度加快。女孩「一七」，是人生的第一個重要階段，此時就應重視補腎了。女孩「一七」時注意補腎升陽，能增強體質。提升七歲小女孩的腎中陽氣，家人要多從飲食方面入手，不要讓孩子養成挑食的壞毛病，挑食很容易引起孩子腎陽不足、體質虛弱；可適量給孩子多吃些豆類、山藥，它們是很好的補腎升陽食物；另外，應少讓孩子吃冰淇淋、冷飲等冷食，冷食對腎陽的傷害很大，對腎的健康是不利的。

七歲的女孩也會腎虛，如果出現體弱、頭髮黃、夜尿多的情形，就是腎氣不足，需要補足腎氣。父母可以按摩孩子的湧泉穴、太溪穴、然谷穴，對於腎氣不足有很好的補益作用；還可以給孩子多吃小米粥、山藥芡實粥和大骨頭湯，吃些豇豆（長豆角），對於增補腎氣十分有益。

「二七」，打通任脈，腎氣強月經來

《黃帝內經・素問・上古天真論篇》中記載：「二七而天癸至，任脈通，太沖脈盛，月事以時下，故有子。」意思是説，女孩14歲時，腎氣旺盛，能維持女性月經和胎孕的天癸來了，任脈通暢、沖脈盛大，月經來潮，具有生育能力。可見，女孩來月經、能懷孕生育，都是「任脈通」的結果。「二七」的女孩保養好任脈，使任脈經絡通暢，才能強腎氣，才能夠月經規律、正常懷孕生子。

打通任脈腎氣強，是因為任脈上有好多穴位是可以補腎、養腎的，比如關元穴能使腎中精氣旺盛，氣海穴調理腎陽不足，會陰穴調經補腎，中極穴利腎培元，石門穴溫腎益精。

　　任脈走向為自下而上，起於會陰穴，至曲骨穴、中極穴、關元穴、石門穴、氣海穴、陰交穴、神厥穴、水分穴、下脘穴、建里穴、中脘穴、上脘穴、巨闕穴、鳩尾穴、中廷穴、膻中穴、玉堂穴、紫宮穴、華蓋穴、璿機穴、天突穴、廉泉穴而止於唇下承漿穴，一共24個穴位。

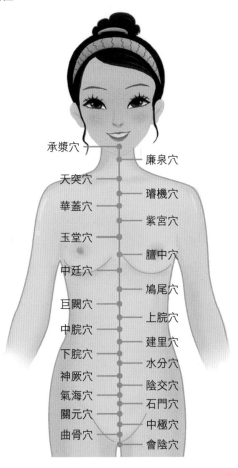

　　母親可以幫助女孩推腹，從心窩下（巨闕穴）開始往下推腹，推到肚臍眼以下，一直到恥骨，力度先輕後重，每天堅持，具有疏通整個任脈的作用。

「三七」，養腎守「精」最關鍵

《黃帝內經·素問·上古天真論篇》中記載：「三七腎氣平均，故真牙生而長極。」意思是説，女孩子到了21歲的時候，腎氣平均，腎氣不多不少，該長的牙都已經長完了，21歲以後就不長牙了，身體發育日趨成熟。

「三七」女性因為腎氣充盈，平均到牙齒、骨骼等各個部位，才能長出智齒、乳房豐滿、骨盆變寬等。這些身體上的變化都源於充足的腎氣，腎氣充足才有助於腎氣的平均分配，而腎是藏精的所在，「精」是構成人體和維持人體生命活動的基本物質。對「三七」腎氣充盈的女性來説，養腎守「精」是養生的關鍵，這樣才有助於保持充足的腎氣。

「三七」女性要注意勞逸結合，保持充足睡眠，不給自己過多壓力，這些對養腎守「精」非常有好處。另外，飲食上應多吃些黑芝麻、黑豆、木耳等黑色食物，可補腎、調理腎氣；還要少吃快餐，快餐通常鹹味過重，攝入過多的鹽分會傷腎。

「四七」，提升腎氣好生育

《黃帝內經·素問·上古天真論篇》中記載：「四七，筋骨堅，髮長極，身體盛壯。」意思是説，女性在28歲時身體發育基本完成，此時腎氣達到極盛，筋骨強壯，頭髮烏黑濃密，是女性身體狀況最佳的年齡段，也最適合生育。

「四七」女性宜保養好腎氣，減少腎精的損耗，以避免腎氣不足，不然會影響受孕生子。宜養成規律的生活習慣，按時吃飯、避免熬夜、不做工作狂，這樣才能夠腎氣充盈。可以常喝些糯米蓮子芡實粥，對提升腎氣也很有幫助。此外，「四七」女性還可以經常推揉帶脈，帶脈與腎臟神經系統有關，帶脈強健可以強腎、固精，對閉經、月經不調、盆腔炎、子宮內膜炎等婦科疾病有治療作用，對女性正常懷孕生孩子非常有好處。

帶脈的位置在側腹部，章門下1.8寸，當第十一肋游離端下方垂線與臍水平線的交點上。帶脈上共有三個穴位：帶脈穴（帶脈同名穴位）、五樞穴、維道穴，左右合6穴。

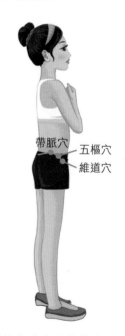

帶脈穴
五樞穴
維道穴

「五七」，養護胃經腎不虛

《黃帝內經·素問·上古天真論篇》中記載：「五七，陽明脈衰，面始焦，髮始墮。」意思是說，35歲的女性足陽明胃經開始衰弱，會出現面色發黃、脫髮的情況。35歲的女性應養護好胃經，保養胃經能補脾胃，脾胃健康則腎不虛。因為腎是先天之本，脾是後天之本，先天的腎精需要後天脾化生的氣血來提供營養。脾胃健旺，水穀精微充足，不斷滋養腎，腎中精氣才能盈滿；如果脾胃虛弱，腎中精氣不足，就會腎虛。保養胃經可以採取按揉的方法，每天沿着經絡的走向從上到下揉20～30遍。

另外，「五七」女性不宜瘦身減肥，這個階段瘦身減肥，更容易腎氣不足，衰老更為明顯。

「六七」，補腎氣抗衰老

「六七」即為42歲，這個年齡的女性衰老進一步加劇，面部皮膚會感覺鬆弛缺乏水分，鬢角頭髮有變白跡象。腎主藏精氣，腎氣充足，才能夠濡養其他臟腑，如果腎氣衰弱臟腑得不到充分的濡養，沒有足夠的動力，女性就會面容枯槁、白髮叢生。「六七」女性若想顯年輕、氣色好，就要把補腎氣當作頭等大事。常喝些烏雞湯、雜糧豆粥，還應保持良好的心情，忌悲觀焦慮，可收到較好的補腎氣效果。

「七七」，補腎當以養陰為主

「七七」即為49歲，女性一般會在49歲左右停經，不能再生育子女，更年期不請自來。這些都是腎氣日衰引起的，因此，「七七」女性應當以補腎為要，以順利度過更年期，而補腎又當以養陰為主。因為腎精虧虛，陰不濟陽，陽失潛藏，則陰陽失衡，陰虛陽亢，所以常表現出五心煩熱、烘熱汗出、皮膚潮紅等更年期症狀。飲食上應吃些桑葚、銀耳、蛤蜊、水魚等能養腎陰的食物，不吃油炸、辛辣等燥熱生火的食物。此外，不宜做劇烈運動，適合做中小強度的鍛煉，比如散步、打太極拳等，以免出汗過多，損傷陰液，運動後要及時補充水分。

女性腎虛的對症調養

月經不調

腎虛是引起月經不調的原因之一。中醫認為，月經由腎及沖任二脈所調控，沖任二脈簡稱沖任，其功能根源於腎，受腎所調控。如果月經不規律，並且舌紅苔少、脈象細數，就是腎虛導致的月經不調。

生活調養

1. 保持愉快的精神狀態，避免較大的精神刺激與情緒波動。

2. 注意個人衛生，預防感染；注意保暖，避免寒冷刺激等。

3. 可以適當參加運動，但要注意休息；不熬夜，保證充足的睡眠。

按摩調養

此套按摩方法能強化腎臟功能，促進內分泌平衡，調理腎虛，改善月經不調。

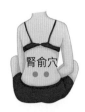
腎俞穴

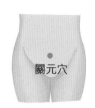
關元穴

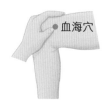
血海穴

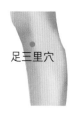
足三里穴

❶ 將左右手的拇指指腹按在同側腎俞穴上，其餘四指附在腰部，適當用力按揉 2 分鐘。

❷ 將一手的拇指指腹放在關元穴上，適當用力按揉 2 分鐘。

❸ 將雙手掌心放在同側的血海穴上，適當用力揉按 2 分鐘。

❹ 用拇指指腹分別按揉左右腿上的足三里穴各 2 分鐘。

飲食調養

1. 增加營養，多吃富含蛋白質的食物，比如羊肉、雞肉、雞蛋、豬肝、牛奶等，以補充氣血。

2. 不宜吃生冷、酸辣等刺激性食物，多喝水，保持大便通暢。

3. 月經時常早來者宜吃些青瓜、冬瓜、白菜等清熱涼血食物。

4. 月經時常遲來者宜吃些生薑、紅糖等性溫熱的食物。

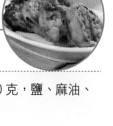

養心安神、調經

魚香藕盒

材料：蓮藕 200 克，魚肉 100 克，雞蛋 1 個，生粉、麵粉各 100 克，鹽、麻油、五香粉、葱末各適量。

做法：

1 蓮藕洗淨，去皮，切成厚片，再從中間切一刀，但不要切到底。
2 將魚肉混合鹽、麻油、五香粉和葱末攪拌均勻。
3 另取一碗倒入麵粉和生粉，打入雞蛋，攪拌成糊狀。
4 將蓮藕片打開，中間塞入魚肉餡。
5 將裝入魚肉的藕夾均勻沾上生粉糊，下入油鍋中炸熟即可。

功效解析：本品能養心安神、調經，可有效調理更年期女性因情緒暴躁、焦慮不安引發的月經不調。

Tips：藕夾切得薄一些，塞入的肉餡不宜多，這樣更容易炸熟。

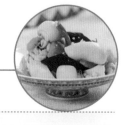

彩椒墨魚仔

材料：墨魚 300 克，彩椒 80 克，生薑、葱、料酒、鹽各適量。

做法：

1 墨魚去頭去骨，切成方塊焯水，醃漬半小時；彩椒洗淨切成方塊；葱洗淨，切成段；薑洗淨，切成末。

2 油鍋燒熱，放入葱段、薑末，爆香，放墨魚塊，放料酒，翻炒，馬上加入彩椒，加鹽炒熟即可。

功效解析：本品能養血滋陰、補中益氣，可用於月經失調、血虛閉經、崩漏的調養。

Tips：墨魚的嘌呤含量較高，患有痛風的女性不宜食用。

白果烏雞湯

材料：烏雞 1 隻（約 500 克），乾蓮子 30 克，糯米 15 克，白果 10 枚，胡椒、鹽各適量。

做法：

1 將烏雞宰殺，去毛、內臟，洗淨。

2 將蓮子、糯米、胡椒洗淨。

3 把白果、蓮子、糯米、胡椒裝入雞腹腔內，封口後，放至燉盅內並加蓋。

4 隔水用小火燉 2～3 小時，至雞熟爛，加鹽調味即可。

功效解析：此湯能益氣、滋陰，對於月經紊亂有一定療效，經常食用還能美容。

Tips：蓮子是滋補之品，脘腹脹悶和大便乾結的女性不宜食用。

當歸大米粥

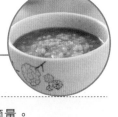

材料：柴胡、香附、川芎、當歸各 15 克，大米 150 克，白糖適量。

做法：

1 柴胡、香附、川芎、當歸四味中藥入藥罐，加水煎濃汁，去掉藥渣作備用；大米洗淨，浸泡 2 小時備用。

2 藥汁連同大米一起入鍋中，小火煮粥即可食，最後加白糖調味即可。

功效解析：本品具有補血活血、調經的功效，用於血虛、血瘀引起的月經不調、閉經等。

Tips：此粥不宜用高壓鍋或不銹鋼鍋煮製，使用砂鍋小火慢燉營養最佳。

山楂糖

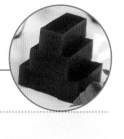

材料：山楂、白糖各 500 克。

做法：

1 將山楂洗淨，拍破，放入鍋內，加清水適量，用大火燒沸後，轉用小火煎熬 20 分鐘，取汁；按這樣的方式重複取汁 3 次。

2 將 3 次取得的山楂汁一起放入鍋內煎熬，至山楂液稠厚時，加白糖攪勻，繼續用小火熬煮至山楂糖液呈透明狀時，停火，冷卻後即成山楂糖。

功效解析：本品能活血化瘀，適用於血瘀型閉經、下腹刺痛者。

Tips：經期不宜食用，會使月經量增多。

產後脫髮

　　腎虛是產後脫髮的原因之一。產後女性體質虛弱、氣血不足，很容易造成腎氣不足。頭髮的生長有賴於血，但生機根於腎，產後脫髮與腎氣的盛衰有直接的關係。腎氣充足則精力充沛、氣血暢通、毛髮旺盛。

生活調養

1. 產後要保持舒暢、樂觀的心情，避免緊張、焦慮、恐懼等不良情緒的出現。

2. 宜經常洗頭，以清除掉頭皮上的油脂污垢，保持頭皮清潔，有利於新髮生長，洗頭髮後不宜過多使用電吹風。

3. 經常梳梳頭，能促進頭皮血液循環，可防治產後脫髮。

按摩調養

　　此套按摩方法能調理腎氣，改善腎中精氣不足，對緩解腎虛型產後脫髮療效佳。

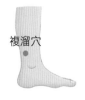
複溜穴

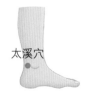
太溪穴

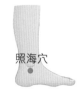
照海穴

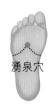
湧泉穴

❶ 用拇指指腹按壓在複溜穴上，按而揉之，左右兩側交替進行，約5～10分鐘。

❷ 用拇指指腹按揉雙側的太溪穴各5分鐘。

❸ 用拇指指腹點揉雙側的照海穴各2～3分鐘。

❹ 用左手心按摩右腳湧泉穴、右手心按摩左腳湧泉穴，每次100下以上。

飲食調養

1. 多吃些白菜、菠菜、生菜等蔬菜，蔬菜是鹼性食物，有利於中和體內不利於頭髮生長的酸性物質。

2. 多補充些富含蛋白質的食物，比如雞蛋、牛奶、瘦肉、魚肉、核桃、黑芝麻等，可滋養頭髮，防治產後脫髮。

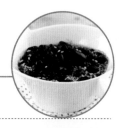

使腎精充沛

蜜製黑豆

材料：黑豆 300 克，白芝麻、鹽、白糖、蜂蜜各適量。

做法：

1 將黑豆洗淨，加冷水浸泡，直至外皮開裂。

2 將泡好的黑豆和泡黑豆的水放入鍋中，加入白糖、鹽煮開，煮開後改用小火煮 3 小時，煮至還有適量湯汁時加入白芝麻、蜂蜜，稍煮片刻即可。

功效解析： 本品能既能補氣血，又能使腎精充沛，對產後脫髮、病後脫髮均有較好療效。

Tips： 黑豆入鍋煮製時最好經常打開鍋蓋攪拌一下，防止燒焦。

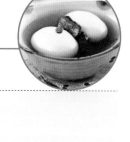

首烏雞蛋湯

材料：何首烏 80 克，雞蛋 2 個。

做法：

1　將何首烏用溫開水浸泡 5 小時，切片；雞蛋洗淨備用。

2　鍋內倒入清水，放入何首烏和雞蛋；將雞蛋煮熟去殼，再放入鍋中，大火燒至水沸，再改用小火煲 1 小時即可。

功效解析：本品能補腎益精、養血生髮，適合產後肝腎虧虛、精血不足而引起脫髮的女性食用。

Tips：可按自己的口味，適當加入冰糖，或少量蜂蜜來調味。

核桃桂圓湯

材料：核桃仁 150 克，乾桂圓肉 25 克，白糖適量。

做法：

1　核桃仁掰碎；乾桂圓肉洗淨。

2　湯鍋置火上，放入核桃仁、桂圓肉，加適量清水大火燒開，轉小火煮 30 分鐘，在鍋中加入白糖煮至化開即可。

功效解析：本品具有滋補肝腎、補益氣血、潤肌烏髮的功效，是產後女性的滋補佳品。

Tips：核桃仁表面的褐色薄皮雖然味道苦澀，但能夠軟化血管、抗癌。

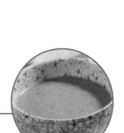

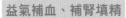

枸杞豆漿

材料：黃豆 60 克，枸杞子 10 克。

做法：

1 黃豆用水浸泡 10 ～ 12 小時，洗淨；枸杞子溫水泡發，洗淨。

2 將枸杞子、黃豆放入豆漿機中，加水到機體水位線間，接通電源，按下「五穀豆漿」啟動鍵，20 分鐘左右豆漿即可做好。

功效解析：本品有補益腎氣、養血生髮之功效，適宜於婦女產後腎氣不足、精血虧虛而引起脫髮者食用。

Tips：非轉基因黃豆呈明黃色，豆臍是淺黃色的。

黑米芝麻糊

材料：黑米 40 克，大米 20 克，黑芝麻 30 克。

做法：

1 黑米、大米淘洗乾淨，用水浸泡 2 小時，黑芝麻洗淨。

2 將全部食材放入豆漿機中，加水到機體水位線間，接通電源，按下「米糊」啟動鍵，20 分鐘左右米糊即可做好。

功效解析：本品有益氣補血、補腎填精的功效，適合氣血虧虛、腎精不足導致的產後脫髮。

Tips：黑芝麻碾碎了食用，才能更好地吸收其營養。

女性不孕不育

　　腎藏着人體的精華，腎氣虛弱可導致沖任經脈失調引發月經不調等方面的問題，從而導致不孕，是引起女性不孕不育的一個重要因素。

生活調養

1. 消除緊張、焦慮的心情，避免不良情緒對女性內分泌的影響。

2. 保持生殖器官及外陰的衛生，避免感染，保證子宮內環境不會給胚胎發育造成影響。

3. 多跳繩，跳繩能促進排卵，每天宜跳 200 下左右，經期要停跳；也適宜踢毽子，踢毽子能增強輸卵管的蠕動功能，可減少宮外孕的發生。

按摩調養

　　此套按摩方法對內分泌與生殖系統的健康有益，可調理腎氣不足，維持子宮的健康，促進女性受孕。

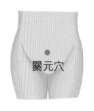

關元穴

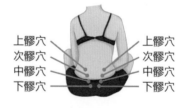

上髎穴　　　上髎穴
次髎穴　　　次髎穴
中髎穴　　　中髎穴
下髎穴　　　下髎穴

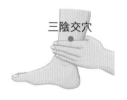

三陰交穴

❶ 以關元穴為圓心，手掌放在關元穴上，順時針方向按揉 3 ～ 5 分鐘。

❷ 先用指腹點按雙側的八髎穴各 1 分鐘，再用手掌摩擦至八髎穴有發熱感。

❸ 點按雙側的三陰交穴，點按至有酸脹痛感為止。

飲食調養

1. 少吃冰淇淋、冷飲等寒涼食物，易引起宮寒，導致不孕。

2. 常吃些堅果、豆類等富含維他命 E 的食物，維他命 E 又稱「生育酚」，能提高女性的生育能力。

3. 不宜吃素，經常吃素會對體內激素分泌造成破壞性影響，容易使月經週期紊亂或不排卵，嚴重影響生殖能力。

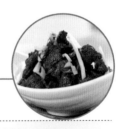

補腎、助陽、益精血

葱爆羊肉

材料：羊後腿肉 400 克，葱白、大蒜瓣、醬油、花椒粉、鹽、麻油各適量。

做法：

1　羊肉去淨筋膜，洗淨，切薄片，加麻油、醬油、花椒粉拌勻，醃漬 10 分鐘；葱白洗淨，切絲；大蒜瓣去皮，洗淨，切碎。

2　炒鍋置火上，倒入適量植物油燒熱，放入羊肉片煸炒至變色，下入葱絲翻炒 1 分鐘，加蒜碎、鹽調味即可。

功效解析：本品能補腎、助陽、益精血，適用於腎陽虛衰的女子不孕者、性冷淡者食用。

Tips：此菜性質溫熱，不適合夏季食用。

西蘭花炒蝦球

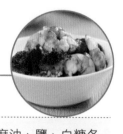

材料：蝦仁 200 克，紅椒 1 個，西蘭花 50 克，生抽、料酒、麻油、鹽、白糖各適量。

做法：

1 西蘭花洗淨，掰成小塊；紅椒洗淨，切菱形片。

2 炒鍋熱油，放入西蘭花、紅椒煸炒 1 分鐘盛出；然後蝦仁下鍋炒變色，放生抽、白糖，翻炒片刻，加鹽，淋麻油即可。

功效解析：本品能補腎陽、養血調經，適合月經後期、面色發暗、頭暈耳鳴、腰膝酸軟、白帶清稀的腎陽虧虛型不孕女性食用。

Tips：食用西蘭花時應細嚼慢嚥，這樣更利於其所含營養的吸收。

砂鍋枸杞烏雞

材料：烏雞 1000 克，枸杞子 5 克，鹽、胡椒粉、葱段、薑片各適量。

做法：

1 將烏雞洗淨剁成塊，放入鍋內注入清水，待將沸時，打去浮沫，加葱段、薑片，大火燒開，轉小火燉製。

2 至雞酥爛時，下鹽、胡椒粉和枸杞子，再燉 20 分鐘，使其充分入味即可。

功效解析：本品能補腎健脾、益氣養血，尤其適合習慣性流產的女性食用。

Tips：烏雞連骨（砸碎）熬湯滋補效果最佳。

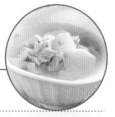

山藥豆腐肉片湯

材料：豬瘦肉、新鮮山藥各100克，豆腐1塊，鹽、料酒、胡椒粉、生粉各適量。

做法：

1 豬瘦肉洗淨，切片，用鹽、料酒、生粉拌勻；山藥洗淨，削皮，切片；豆腐切小塊。

2 湯鍋內加水，放入豆腐、山藥，燒沸後滑入肉片，然後放胡椒粉、鹽調味即成。

功效解析：本品能滋陰養腎，適合月經先期、經血量偏少色紅、心煩、失眠、口燥咽乾、大便乾硬的腎陰不足型不孕女性食用。

Tips：豆腐烹調前用淡鹽水浸泡，烹調時不易煮碎。

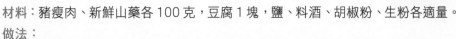

滋腎補腎、促排卵

黑豆海帶肉丁湯

材料：黑豆60克，水發海帶片、豬瘦肉丁各100克，葱末、薑片、鹽各適量。

做法：

1 黑豆洗淨，用清水浸泡4～6小時；海帶洗淨，豬瘦肉丁洗淨。

2 湯鍋置火上，倒油燒熱，炒香薑片，放入豬瘦肉翻炒至變色，加黑豆和海帶翻炒均勻。

3 在鍋中加適量清水，大火燒開後轉小火煮至黑豆和肉丁熟透，加鹽調味，撒上葱末即可。

功效解析：本品能滋腎補腎，可用於腎虛引起的月經稀少，並能促排卵、改善黃體功能不足，有助於受孕。

Tips：浸泡好的黑豆不宜去皮，黑豆皮中含有的花青素是很好的抗氧化劑，對女性的健康有益。

更年期綜合症

　　更年期綜合症是指女性在 45 ～ 50 歲時，出現月經紊亂、煩躁易怒、失眠、心悸汗出、陣發性面部潮紅等一系列症狀。中醫認為，女性在中年到老年這一時期，腎氣漸衰，精血不足，因而發生本病。

生活調養

1. 注意勞逸結合，保證充分的休息，進行適當的體育鍛煉。

2. 保持被褥、睡衣等乾淨，經常洗澡，這對潮熱汗出有很好的改善作用。

3. 保持心情舒暢，減少精神負擔，有助於緩解更年期綜合症帶來的多種不適症狀。

按摩調養

　　此套按摩方法能補腎氣、調理腎虛，對腰痛、疲勞感、手腳不溫、失眠等更年期障礙之症狀有很好的治療作用。

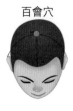

百會穴

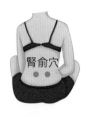

腎俞穴

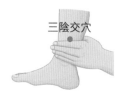

三陰交穴

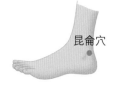

昆侖穴

❶ 拇指指腹按在百會穴上，先順時針按揉 49 圈，再逆時針按揉 49 圈。

❷ 用雙手拍打左右兩側的腎俞穴各 5 分鐘。

❸ 用拇指指腹分別按揉左右腿上的三陰交穴各 5 分鐘。

❹ 拇指與中指按在昆侖穴上，對合用力按壓 3 分鐘，雙腳交替進行。

飲食調養

1. 不吃辣椒、胡椒粉、咖喱粉、酒、濃茶、咖啡等辛辣刺激性食物，不然會加重不適症狀。

2. 每天應吃一小塊豆腐或者喝 1～2 杯豆漿，其富含的大豆異黃酮可改善多種更年期不適症狀。

3. 注意補鈣，鈣有助於改善更年期煩躁易怒，常喝些牛奶是補鈣的最佳選擇。

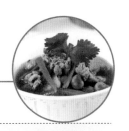

`補肝益腎、益氣養血`

羊肉胡蘿蔔湯

材料：羊肉 280 克，新鮮山藥 100 克，胡蘿蔔 150 克，芫荽段、葱段、薑片、黃酒、鹽、醋各適量。

做法：

1 羊肉洗淨，切成小塊；胡蘿蔔洗淨，切絲；山藥去皮刮淨，切片。

2 將羊肉塊放入鍋內，加適量清水，用大火煮沸，撇去浮沫，放入胡蘿蔔絲、山藥片、葱段、薑片、黃酒，轉用小火燉至羊肉酥爛，加鹽、芫荽段、醋即可。

功效解析：此湯能補肝益腎、益氣養血，可改善更年期婦女性慾減退、月經不調、腰膝酸軟等諸多症狀。

Tips：羊肉性熱，有口舌生瘡、咳吐黃痰等上火症狀的女性不宜喝此湯。

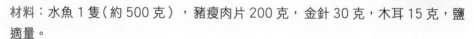

金針燉水魚

材料：水魚 1 隻（約 500 克），豬瘦肉片 200 克，金針 30 克，木耳 15 克，鹽適量。

做法：

1 將金針、木耳、豬瘦肉片洗淨；水魚請商販宰好切塊，洗淨焯水。

2 把全部原料放入燉盅內，加開水適量，燉盅加蓋。

3 燉盅放在水鍋中，隔水燉 2 ～ 3 小時，待肉熟放適量鹽調味即可。

功效解析：本品能滋陰補腎、除虛熱，可用於治療更年期陰虛內熱而致的潮熱盜汗、心煩不寐。

Tips：患有肝炎的女性不宜食用水魚，以免加重肝臟負擔。

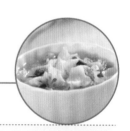

百合銀耳粥

材料：鮮百合 100 克，銀耳（乾）15 克，枸杞子、冰糖各 30 克。

做法：

1 百合一片片摘下，洗淨；銀耳、枸杞子分別泡軟，將銀耳去蒂，撕成大小適中的塊狀。

2 銀耳放入鍋內加水淹沒，中火煮約 15 分鐘後，加入枸杞子煮 5 分鐘，再加入冰糖煮溶，放入百合略煮 1 分鐘即成。

功效解析：本品能補益腎氣、健脾胃，對更年期女性的潮熱、心悸、腰酸背痛、易生氣、抑鬱等症狀有較好的調理作用。

Tips：也可以將百合、銀耳烹炒成菜後食用。

桑葚枸杞豬肝粥

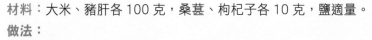

材料：大米、豬肝各 100 克，桑葚、枸杞子各 10 克，鹽適量。

做法：

1　大米淘洗乾淨；桑葚洗淨，去雜質；枸杞子洗淨，用溫水發泡至回軟；豬肝洗淨，切成薄片。

2　把大米放入鍋內，加入冷水，置大火上燒沸，打去浮沫，再加入桑葚、枸杞子和豬肝片，改用小火慢慢熬煮，大米熟爛時，下入鹽拌勻，再稍燜片刻即可。

功效解析：本品能滋陰補血、補肝益腎，適用於更年期婦女頭暈乏力、耳鳴失眠、視力減退、神經衰弱等。

Tips：枸杞子最好選寧夏產的，寧夏產的枸杞子營養更豐富。

女性腎虛的飲食宜忌

　　腎虛一般分為腎陽虛和腎陰虛，而通過飲食來調補腎虛是一種天然安全的方法。女性一旦腎虛，應辨別腎虛的類型後對症飲食，並瞭解飲食方面的宜與忌，以免走進補腎的誤區。

● 腎陽虛女性飲食宜忌

女性腎陽虛症狀	頭目眩暈，精神倦怠，面色白或黧黑，畏寒肢冷（尤以下肢為甚），腰膝寒冷酸痛，小便清長，夜尿遺尿，尿後餘瀝不盡，經少或閉經，宮冷不孕，舌淡胖，苔白，脈沉弱（指摸脈時的感覺是脈沉在肉裏，輕輕摸摸不到，得用點力往下按才能摸到）
這些女性容易腎陽虛	年齡大的女性、久病的女性
宜吃食物	韭菜、蝦、羊肉、牛肉、鴿子肉、雞肉、荔枝、松子、核桃、大葱、生薑、大蒜、辣椒、洋葱、桂圓、紅糖、紅棗、栗子、花生、蠶蛹等
忌吃食物	青瓜、苦瓜、冬瓜、蓮藕、梨、西瓜、荸薺、冷飲、冰淇淋、鴨肉等

● 腎陰虛女性飲食宜忌

女性陰虛症狀	腰膝酸痛，神倦無力，盜汗，五心煩熱，失眠多夢，健忘消瘦，眩暈耳鳴，面部潮熱而紅，咽乾口燥，頭髮乾枯，髮脱齒落，小便黃，大便乾，經少或崩漏，舌紅苔少或無苔，脈細數（是指脈摸起來不充實，而是象細線一樣，細細的，脈搏變窄變細而且速率加快）
這些女性易腎陰虛	性生活過於頻繁的女性、用腦過度的女性、過於勞累的女性
宜吃食物	桑葚、枸杞子、水魚、鴨肉、豬蹄、銀耳、蛤蜊、螃蟹、蓮子、百合、葡萄、茄子、番茄、白菜、芹菜、菠菜、冰糖、絲瓜、奇異果、紫菜、蜂蜜等
忌吃食物	麻辣燙、烤羊肉串、煎肉、炸雞、牛鞭、炒花生等

辨別女性腎陰虛、腎陽虛的簡單方法

看年齡

中青年人 ➝ 容易腎陰虛

中老年人 ➝ 容易腎陽虛

看二便

小便發黃、便秘 ➝ 多屬腎陰虛

小便清長、大便溏稀 ➝ 多屬腎陽虛

看冷熱

五心煩熱、容易盜汗 ➝ 腎陰虛

畏寒怕冷、手腳冰涼 ➝ 腎陽虛

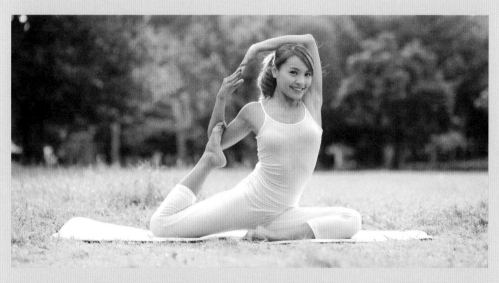

壓力過大和勞累是造成現代女性腎虛的罪魁禍首，女性預防腎虛要注意休息、勞逸結合。經常做做瑜伽，能幫助女性減輕壓力，緩解疲勞。

第八章

男人這樣養腎

身強體健魅力足

男人隨年齡的增長，
會發生腎氣由盛轉衰的變化，
從而使得生命力由旺盛轉衰頹。
男人注重科學養腎，
才能使身體強健，男人味十足。

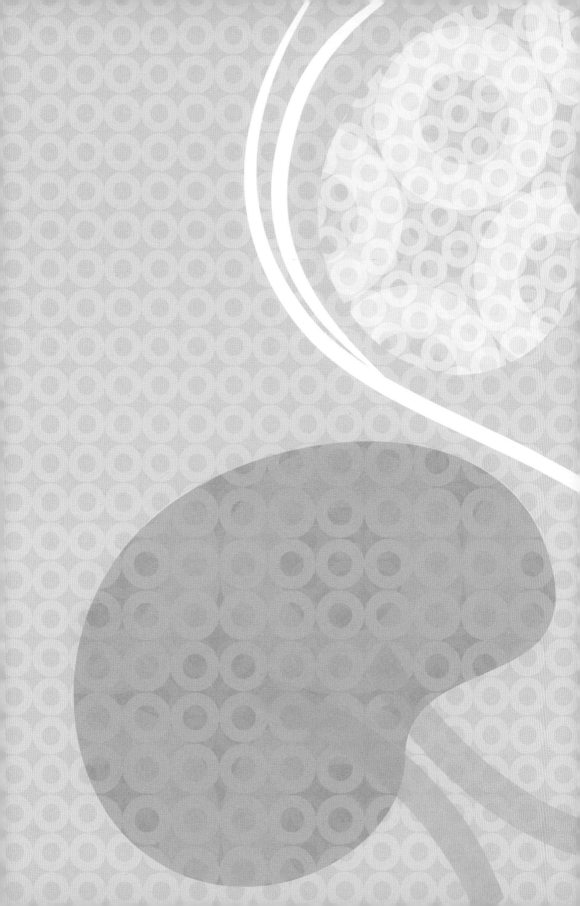

男「八」養腎法

「男八」的說法同樣源於《黃帝內經》，即男性的生命節奏跟8有關，男性每隔8年會出現一次生理上的變化。男性按照這個節奏來養腎，會收到事半功倍的養腎效果。

「一八」，重補腎打好健康基礎

《黃帝內經·素問·上古天真論篇》中記載：「丈夫，八歲腎氣實，髮長齒更。」意思是說，小男孩到了8歲左右，腎氣開始升發，變得逐漸充實，腎氣充實了，乳牙替換，恒齒長出，頭髮變得濃密。

生活中很多的成年男性非常注意補腎，其實，補腎要從孩童期開始。男性從8歲開始就應該補腎，這相當於打好男性一生的健康基礎。

如果男孩子到了8歲，頭髮還是稀稀的、軟軟的，還沒有換牙，或者換的恒齒長得東倒西歪，不活潑好動，這些都是孩子腎氣不足的表現，這樣的孩子父母更要注意給其補腎。可以常給孩子吃些核桃芝麻粥、豇豆瘦肉湯及魚肉，能夠增補腎氣；還應讓孩子養成吃東西細嚼慢嚥的習慣，以促進食物的消化吸收，促進身體氣血的生成，對補養腎臟有好處；另外，還要讓孩子保持充足的睡眠，這有利於提升孩子的陽氣，對補腎養血有利。

此外，男孩8歲了還尿床，更是腎氣虛的表現，父母可以常給孩子捏脊背，捏脊背可以刺激督脈和膀胱經，能調和陰陽，健脾固腎，從而提高孩子的免疫力，增強腎和膀胱的氣化功能，減少尿床。所謂捏脊背部，就是用雙手沿脊柱兩旁，由下而上連續地挾提肌膚，邊捏邊向前推進，自尾椎穴開始，一直捏到項枕部為止，用力要輕而均勻，以孩子感覺舒適為度，每次捏脊背可連續做2～3次。

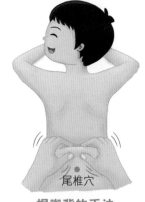

尾椎穴

捏脊背的手法

「二八」，戒手淫守精護腎

《黃帝內經・素問・上古天真論篇》中記載：「二八，腎氣盛，天癸至，精氣溢瀉，陰陽和，故能有子。」這句話的意思是說男性到了 16 歲，腎中精氣充足，已經具備了生育能力，並且開始遺精。

此時的男性往往會對性產生渴望和好奇，並且這一時期他們對於性又缺乏正確的認識，容易出現過度手淫的情況。歷代中醫學家都強調男性守精的重要性，「二八」的男性如果不注意守精，會妨礙身體長高，因為「腎主骨生髓，腎精不足，骨髓就無法生成，個子就不容易長高。而戒除手淫能守精，因為精液當中包含了男性的腎精、腎氣，過度手淫，會損傷腎氣、消耗腎精；損傷腎氣，會影響「二八」男性的身體健康，導致食慾不振、疲倦、腳跟發軟等不適感的出現。「二八」男性還應避免過早的進行性生活，這會損害腎精，還容易引發不育，可對男性的終身幸福造成不良的影響。

此時，父母要有開明的態度，要給予孩子正確的引導，忌談性色變。要把過度手淫和過早進行性行為的害處跟孩子講清楚，讓孩子多一些健康的興趣愛好，還應鼓勵孩子多讀好書，讓他們把注意力集中在這些方面，避免沉溺於早戀、手淫或其他不健康的事情上去，減少他們走彎路的可能。

「三八」，防過勞護腎不懈怠

《黃帝內經・素問・上古天真論篇》中記載：「三八腎氣平均，筋骨勁強，故真牙生而長極。」這句話的意思是，男性到了 24 歲，腎氣平均，骨骼強壯，身體健壯，智齒長出。此時的男性，雖然腎臟功能達到一生的強盛時期，但只有腎氣平衡、均勻分佈在體內，才能幫助身體的其他部位生長，可見腎氣平均是身體各方面發育成熟、身體康健的前提。使腎氣充盈、均衡的唯一方法，就是要重視腎臟的保護，經常注重腎臟的調養。

「三八」男性通常是事業上最有衝勁的階段，但在忙事業的同時，一定要愛惜身體，不要熬夜或過於勞累，過度的消耗體力會耗傷腎精，容易未老先衰。並且不要在辦公桌前一坐就是一天，久坐傷腎，還會使外陰部受到長時間的擠壓，對前列腺

的健康不利，甚至容易引起性功能障礙，所以工作一個多小時應起身活動活動，可以走走貓步、踮踮腳尖或做做提肛，長期堅持可收到較好的補腎填精、益腎壯陽的效果，還能起到疏通經絡、緩解腰酸背痛等不適的作用。晚上睡覺前，再讓家人幫助按摩一下腰部，長期堅持對腎臟的保健也非常好處。

此外，忌性生活過頻，因為此時男性的性慾往往比較強烈，如果性生活過頻，會傷及腎精，導致腎氣不能平均到身體的各個部位，影響牙齒和筋骨的強健。值得一提的是，一些男性選擇在這個時期結婚生子，實際上從中醫的角度來講是不太合適的，因為此時男性的腎氣並未達到最適合繁衍後代的程度，生育會顯得有些早。

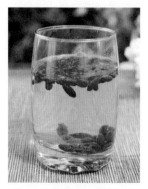

為了腎臟健康，男性上班族除了不要坐得時間太長，還應常喝些枸杞子水來護腎。

「四八」，補腎生精以助孕

《黃帝內經・素問・上古天真論篇》中記載：「四八，筋骨隆盛，肌肉滿壯。」這句話的意思是説，男性到了32歲的時候，發育到了生命的巔峰狀態，筋骨隆起，肌肉健美。此時，是男性身體狀況最佳的階段，精子質量也最好，此時最適合生育。

男性補腎生精才能助孕，此時有生育意願的男性如果不注意補腎，易引發腎虛或腎氣不足，會使精失涵養，可引起精子活動力減弱，出現弱精症。想補腎生精，可適量多吃些鱔魚、海參、蠔、核桃等具有補腎生精功效的食物；可以常到戶外跑跑步，不但能促進氣血流通，對增補腎氣有益，還有助於提升陽氣，可使身體強健，有助於生育；還可以經常搓搓耳朵，中醫認為「腎開竅於耳」，常搓耳朵能健腎益精，增強男性的生殖功能，搓耳朵時把雙手手掌摩擦得微微發熱後，按摩兩耳背面，再按摩兩耳正面，反復做10次，還可以摩耳廓，用拇指貼耳廓外層，食指貼耳廓內層，相對捏揉至有發熱的感覺。

另外，想要生育的男性，一定要保持腰腎強健，如果腰腎功能不強健，會使性功能下降，不利於使女性受孕。搓腰眼穴，就是一個強健腰腎的好方法，對提高男性的精子質量有益，方法很簡單：用兩手掌心搓腰眼穴至發熱為止，還可以雙手握拳，輕輕捶打後腰部至有溫熱感，能增強腎氣，從而補腎益精，有助於提高男性的生殖能力。

煙酒過度、熬夜加班、徹夜玩樂、蒸桑拿、飲食不規律等一定要避免，因為這些做法：會傷害男性的腎精，影響精子質量，容易影響女性受孕或即使受孕成功，也會增加流產、胎兒畸形的機會本。

「五八」，防腎虛抗衰老

《黃帝內經．素問．上古天真論篇》中記載：「五八，腎氣衰，髮墮齒槁。」這句話的意思是說，男性到了40歲，腎氣開始衰弱，頭髮開始脫落，牙齒開始鬆。

「五八」男性要注意補腎防腎虛，這樣可以推遲更年期的到來。因為更年期並不是女性的專利，男性也有更年期，腎虛可導致男性早衰，更年期提前。當中年男性突然性情大變，莫名其妙的大動肝火，就是更年期到來的標誌。「五八」男性預防或調理腎虛，應保證充足的休息，休息得好，才能氣血充足，精力旺盛，才能腎不虛、腎氣足；還應常吃些枸杞子、山藥、栗子等補腎健腎的食物；保持良好的心情，不要有過大的心理壓力，宜放鬆心情，防止過度緊張、恐懼，以它對腎的功能造成一種不良的刺激。

很多「五八」男性身體發福，啤酒肚凸顯，再加上禿頂，讓他們看起來很顯老。他們當中的許多人即使控制飲食還是不能減肥，這樣的肥胖就是腎氣虛造成的，應增補腎氣，因為腎氣不足，脾的運化功能就弱，體內痰濕血瘀的情況就會加重，人就會變得肥胖。常做做如下的健腎操，不但能補腎氣、防腎虛，還有助於身體減肥。

健腎操

1. 兩腳分開，與肩同寬，目視正前方，雙臂在身體兩側自然下垂，五指張開，抬起腳後跟，連續呼吸 10 次。

2. 腳後跟落地，吸氣，慢慢屈膝下蹲，兩手背逐漸轉向前，手接近地面時，左右手握成空拳，兩手虎口對着兩腳腳踝，吸足氣。

3. 屏氣，身體逐漸站起，雙臂在身體兩側自然下垂，兩手逐漸握緊成拳頭。

4. 呼氣，身體站直，微微轉動兩臂，使拳心朝向前，兩肘從兩側擠壓兩肋，同時腳後跟用力上抬，並做提肛動作。

「六八」，補腎陽防疾病

「六八」是48歲，這時的男性由於腎氣漸衰，因此由腎主管的頭髮也開始變白、脫落。「六八」男性腎氣漸衰，主要是腎陽虛弱，身體狀況會越來越差，各種疾病也會接踵而至。此時，注意補腎陽，有助於抵禦外邪侵害身體，提高身體的抵抗力，減少生病。

補腎陽可以常按摩足三里穴，每天按摩1次，每次按摩左右兩腿的足三里穴各15分鐘。也可以艾灸大椎穴，每天灸1次，每次灸15分鐘，大椎穴有「陽中之陽」的美譽，能夠統領一身的陽氣，艾灸此穴，對補腎陽非常有幫助。

大椎穴

此外，補腎陽還有一個好方法——蹲馬步，這個動作能促進全身氣血流通，有效提升身體陽氣，可幫助「六八」男性補腎陽，祛病強身。蹲馬步的具體做是：兩腿分開，與肩同寬，屈膝，呈半蹲狀態，但不要蹲得過低，大腿感覺酸酸的是比較合適的角度，腰部以上部位用力挺直，兩手握拳，屈肘放在身體兩側，蹲一會兒後站起來放鬆一下，然後再蹲，反復蹲3～5次，每天蹲2～3回。

「七八」，護腎養肝是重點

「七八」是56歲，男性到了這個歲數，肝臟功能會隨着腎功能的減弱而衰退，要注意養肝護腎。因為中醫認為，「肝主筋」、「腎主骨」，肝腎功能衰弱，就會出現彎腰駝背、腿腳無力，注意養肝護腎有助於使「七八」的男性筋骨強健，延緩衰老。此時，飲食方面可常吃些枸杞子、桑葚、黑芝麻、黑米等能補益肝腎的食物；運動方面可以經常

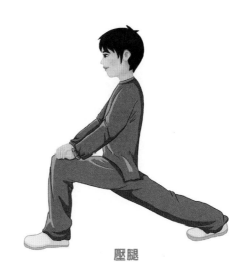

壓腿

壓壓腿，因為肝經和腎經的循行路線都經過腿部，做壓腿動作，在拉伸腿部筋肉的同時，能使肝經和腎經氣血通暢，具有較好的補肝益腎作用。

「八八」，注意養腎能延壽

「八八」是64歲，男性到了這個花甲之年，腎氣的逐漸衰竭，讓一些人變成了掉牙、脫髮的老年人。此時如果能注意養腎，可減緩腎精的消耗速度，具有延年益壽的作用。

男性在這個時期，冬天一定要注意養好腎，因為冬天最適宜養腎。可以常吃些核桃、榛子、栗子等補腎強身的堅果；還要注意保暖，尤其要注意腰背部的保暖，可養腎藏精。在冬天養好腎，來年就不容易生病，老年人身體素質差，生病了不容易康復，久病會加速腎精的消耗，加速衰老。

「八八」的男性不適宜用藥物補腎，藥物補腎的補腎效果太猛，會給他們的身體造成較大的傷害，「八八」的男性補腎應以食補為主。

男性腎虛的對症調養

陽痿

　　許多男性認為陽痿都是由腎虛引起的，其實不然，引發陽痿的病因有好多種，比如器質性病變、心理因素等。簡單地說，腎虛不一定會導致陽痿，但大部分陽痿的男性都腎虛。

生活調養

1. 經常運動，增強體質，有利於陽痿的調養。

2. 積極治療慢性前列腺炎、周圍血管病等容易引起陽痿的原發病。

3. 要保持樂觀開朗的情緒，心情舒暢可有效促進陽痿的治療。

4. 妻子要給予丈夫關心和安慰，可幫助丈夫消除挫敗感，有利於陽痿的康復。

按摩調養

　　此套按摩方法可促進陰莖勃起功能的改善，對陽痿的調養有益。

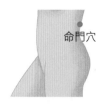 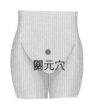 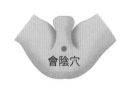 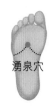

命門穴　　關元穴　　會陰穴　　湧泉穴

❶ 用拇指指腹按揉命門穴 100 下。

❷ 中指、食指、無名指併攏，輕柔按揉關元穴 150 下。

❸ 用中指點揉會陰穴 30～50 下。

❹ 用右手按揉左足心的湧泉穴 100 下，用左手按揉右足心的湧泉穴 100 下。

飲食調養

1. 常吃些蠔、蝦、海參、牛肉、雞肝等含鋅較多的食物，這些食物對幫助男性治療陽痿有益。

2. 宜戒酒。酒是一種性腺毒素，飲酒過多或嗜酒可使性腺中毒，引起男性血中睪丸酮降低，會使 70% ～ 80% 的男性出現陽痿。

3. 少吃過於油膩的食物，醫學研究發現，這類食物容易影響男性的勃起狀態。

4. 忌吃冷飲、冰淇淋等寒涼食物，這些食物容易使陽痿的病情加重。

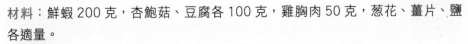

補腎壯陽

杏鮑菇鮮蝦豆腐湯

材料：鮮蝦 200 克，杏鮑菇、豆腐各 100 克，雞胸肉 50 克，蔥花、薑片、鹽各適量。

做法：

1 鮮蝦挑去蝦線，洗淨；杏鮑菇、豆腐分別洗淨，切小塊；雞胸肉洗淨，切片。

2 湯鍋置火上，倒油燒熱，炒香薑片，放入雞胸肉和鮮蝦翻炒至變色，加杏鮑菇翻炒均勻，添入適量清水大火燒滾，轉中火煮 8 分鐘。

3 在鍋中下入豆腐煮 5 分鐘，加鹽調味，撒上蔥花即可。

功效解析：本品有補腎壯陽的作用，其富含的鋅元素，可促進雄性激素分泌、改善陰莖供血，堅持食用能使陰莖勃起堅硬有力。

Tips：在湯中加適量醋，不但能使煮熟的蝦顏色鮮紅亮麗，而且蝦殼也很容易剝下來。

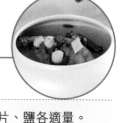

乳鴿綠豆蓮子湯

材料：乳鴿 1 隻，綠豆 60 克，蓮子 50 克，枸杞子 20 粒，薑片、鹽各適量。

做法：

1 乳鴿收拾乾淨，綠豆、蓮子洗淨。

2 將乳鴿、綠豆、蓮子、薑片放進湯煲裏，倒入適量的清水。煲至微滾時用勺撈去表面的浮沫，蓋上鍋蓋，調小火煲 50 分鐘。

3 然後放入泡洗淨的枸杞子，再煮 5 分鐘，加鹽調味即可。

功效解析：本品能補腎填精，適用於腎虛陽痿，伴有腰膝酸軟、鬚髮早白者。

Tips：乳鴿調理陽痿的療效較其他鴿為好。

紅棗鵪鶉蛋湯

材料：紅棗 10 顆，煮熟的鵪鶉蛋 4 ～ 6 個，清水 1 碗，白糖適量。

做法：

1 紅棗洗淨、去核，剁碎；鵪鶉蛋去皮。

2 將剁碎的紅棗放入鍋中，加清水攪勻。

3 在鍋中放入鵪鶉蛋，大火煮開。

4 加糖，煮至糖融化即可。

功效解析：本品能暖腎助陽、增強性功能，適用於男性腎虛陽痿等症。

Tips：6 個鵪鶉蛋與 1 個雞蛋的熱量相當。

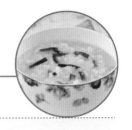

溫腎暖腰、壯陽固精

韭菜粥

材料：大米 80 克、韭菜 150 克，鹽、麻油各適量。

做法：

1 大米淘洗乾淨；韭菜擇洗乾淨，切末。

2 鍋置火上，倒入 1000 毫升清水燒開，下入大米，再次煮開後轉小火煮至米粒爛熟的稀粥。

3 下入韭菜末略煮，加鹽調味，淋上麻油即可。

功效解析：本品能溫腎暖腰、壯陽固精，對腎虛陽痿具有較好的調理作用。

Tips：韭菜起鍋前才放入略煮，營養功效最好。

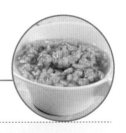

助陽補腎

乾薑花椒粥

材料：乾薑 5 片，高良薑 4 克，花椒 3 克，大米 100 克，紅糖 15 克。

做法：

1 將乾薑、高良薑、花椒洗淨，用白淨的紗布袋裝好；大米淘洗乾淨。

2 將所有原料同清水一起放入鍋中煮沸，30 分鐘後取出紗布袋，繼續煮成粥。

功效解析：本品能助陽補腎，可用於調理由腎陽虛衰引起的陽痿。

Tips：薑性熱，身體上火者不宜食用。

遺精

中醫認為，腎藏精，腎虛則不能藏精，封藏不固則遺精滑泄，不論腎陽虛還是腎陰虛都可導致遺精。可見腎虛是遺精之根本。

生活調養

1. 排除雜念，清心寡欲，節制性慾，戒除手淫習慣。
2. 不宜穿兜得緊繃的三角內褲和比較緊身的睡衣，睡覺時不要用被子把自己裹得太緊，以免外力擠壓而刺激生殖器發生頻繁夢遺。
3. 養成側臥的習慣，避免俯臥位，以避免下腹部受壓，引起睡眠中精液溢出。另外，睡時不要將手放在生殖器部位。
4. 避免過勞，注意勞逸結合，還應勤鍛煉。

按摩調養

此套按摩方法能強腎、調理腎虛，可起到一定的固精止遺作用。

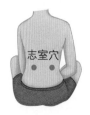 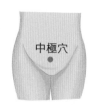 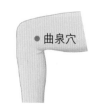 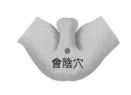

1. 兩手拇指重疊按壓志室穴 1 分鐘，再順時針方向按揉 1 分鐘，再逆時針方向按揉 1 分鐘，左右兩穴交替按摩。

2. 用掌心的肉厚處在中極穴（肚臍下 4 寸）上做環行摩動 2 分鐘。

3. 用拇指指腹按揉同側曲泉穴，兩手同時進行，每次按揉 3 分鐘。

4. 中指和無名指併攏，用指尖點揉會陰穴到微微發脹為止。

飲食調養

1. 遺精多為虛證，可適量多吃些松子、核桃、芝麻、蛤蜊、蝦仁、韭菜等具有補益功效的食物。

2. 睡前少吃富含蛋白質的食物（如麥乳精、奶粉）和酒類。

3. 少喝咖啡，尤其是晚餐後更不宜喝。

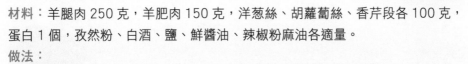

補腎陽、益精血

微波爐烤羊肉串

材料：羊腿肉 250 克，羊肥肉 150 克，洋蔥絲、胡蘿蔔絲、香芹段各 100 克，蛋白 1 個，孜然粉、白酒、鹽、鮮醬油、辣椒粉麻油各適量。

做法：

1　羊腿肉和羊肥肉分別洗淨，均切片，加洋蔥絲、香芹段、胡蘿蔔絲、白酒、鹽、蛋白、鮮醬油、麻油拌勻，放進冰箱冷藏 4 小時，讓肉醃漬入味。

2　竹籤洗淨，穿一片瘦肉穿一片肥肉，逐一將羊肉串好，擺放在微波爐專用盤中，送進微波爐，用高火烤 2 分鐘，取出，倒出盤底的汁液，用中火繼續烤 30 秒，取出，撒上孜然和辣椒粉即可。

功效解析：本品具有補腎陽、益精血的功效，適合氣不攝精型的遺精者食用。

Tips：羊肉有肥有瘦烤出來才好吃，不然口感會發柴。

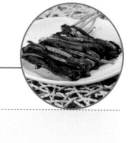

烤韭菜

材料：韭菜 150 克，鹽、辣椒粉、孜然粉各適量。

做法：

1 韭菜擇洗乾淨，用沸水焯燙，撈出，過涼，瀝乾水分，每 2 ～ 3 根韭菜依次排在一起，理順，捲成小圓餅狀，用竹籤穿上，每個竹籤上穿三個卷好的韭菜。

2 在捲好的韭菜上刷一層植物油，撒上鹽、孜然粉、辣椒粉，送入預熱至 180℃的烤箱烤 3 分鐘即可。

功效解析：本品能溫腎助陽、止遺泄，適用於腎陽虛弱所致的遺精。

Tips：擇韭菜前先切掉一段根，就很容易將韭菜清洗乾淨了。

蜜棗核桃羹

材料：蜜棗 250 克，核桃仁 100 克，白糖適量。

做法：

1 將蜜棗去核，洗淨，瀝乾水分。

2 蜜棗與核桃仁、白糖一起下鍋加適量清水小火燉煮。

3 待湯羹黏稠、核桃仁綿軟即可關火食用。

功效解析：本品具有固腎澀精的功效，適合精關不固、精液自出 (滑精) 者食用。

Tips：正在上火、腹瀉的男性不宜食用此羹。

芡實瘦肉粥

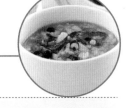

材料：大米 80 克，芡實 50 克，豬瘦肉 100 克，葱末、米酒、醬油、生粉、鹽各適量。

做法：

1 大米、芡實洗淨，分別浸泡 30 分鐘；豬瘦肉切絲，用米酒、醬油、生粉醃 5 分鐘，備用。

2 芡實放入滾水中煮軟，再將大米入鍋，大火煮沸改小火熬成粥，加入醃好的豬瘦肉絲煮熟，加入鹽、葱末即可。

功效解析：本品能益腎止遺，適用於各類型的遺精或滑精。

Tips：芡實性澀滯氣，一次忌食過多，否則難以消化。

栗子豬腰粥

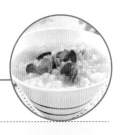

材料：大米 60 克，豬腰 50 克，栗子 100 克，鹽適量。

做法：

1 大米淘洗乾淨，浸泡半小時；栗子去皮後切成碎粒；豬腰洗淨，切成薄片。

2 將大米、栗子放入鍋內，注入約 1200 毫升冷水，待將沸時放入豬腰，再沸時改用小火慢煮，見米爛粥稠，下鹽調味即可。

功效解析：本品能補腎氣、調氣虛，適合腎氣虛所致的遺精、乏力者食用。

Tips：將切好的豬腰加適量料酒和生粉拌和、搓揉，用水漂洗兩三遍，再用開水燙一遍，即可去除尿膻味。

早洩

　　腎虛是引發早洩的原因之一。腎虛以後，腎精不充足，性功能減退，於是早洩就發生了。中醫常把早洩分為三類，即「腎虛陽虧」、「陰虛陽亢」和「相火妄熾」。

生活調養

1. 要積極治療前列腺炎、精索靜脈曲張、甲狀腺功能亢進、腰椎間盤突出等容易引起早洩的疾病。

2. 夫妻雙方在性生活時要密切配合，加強溝通。

3. 患有早洩的男性性生活時使用避孕套，能減輕摩擦，有助於減少早洩的發生。

按摩調養

　　此套按摩方法能補腎、活血通絡，可激發性慾，提高性興奮度，促進陰莖周圍組織血液循環，具有預防和調理早洩的作用。

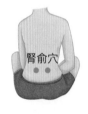
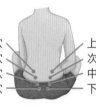
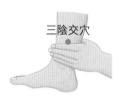

❶ 兩手掌心貼於同側的腎俞穴上，用掌面摩擦腎俞穴50～100下。

❷ 用平掌擦八髎穴約2分鐘。

❸ 用拇指指腹點按曲骨穴（恥骨邊緣正中）約2分鐘，然後再順時針方向揉按約2分鐘。

❹ 用拇指點按左右腿上的三陰交穴各1分鐘。

飲食調養

1. 常吃些紫菜、蕎麥、燕麥、黃豆、花生、芝麻等含鎂較多的食物，鎂有助於維護陰莖血管功能，減少和預防早洩的發生。

2. 早洩患者性生活前最好不要飲酒，因為酒精可增強性的興奮性，使人體對性刺激的臨界點下降，易導致射精過快的發生。

3. 飲食宜清淡，少吃油膩食物，不可過量飲用濃茶、咖啡等，少吃辛辣、刺激、生冷性寒的食物。

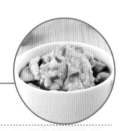

滋陰益腎、補精養血

牛骨髓蒸蛋

材料：牛骨髓 50 克，雞蛋 4 個，鹽、胡椒粉、蠔油、生粉、麻油各適量。

做法：

1 牛骨髓洗淨切段，汆燙熟，撈出；雞蛋打散，加水、加鹽。

2 雞蛋蒸熟取出；牛骨髓放鍋中，加鹽、胡椒粉、蠔油調味，用生粉勾芡，淋麻油，澆在雞蛋上即可。

功效解析：本品能滋陰益腎、補精養血，適合有手足心熱、頭暈目眩症狀的腎陰不足型早洩者食用。

Tips：牛骨髓為滋膩之品，冠心病、高血脂、脂肪肝等患者應慎用。

芡實蓮子薏米湯

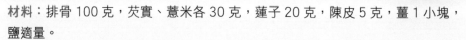

材料：排骨 100 克，芡實、薏米各 30 克，蓮子 20 克，陳皮 5 克，薑 1 小塊，鹽適量。

做法：

1 先把芡實、蓮子和薏米用清水洗淨，浸泡一夜。

2 將排骨洗淨後，剁成小塊，氽去血水；陳皮用溫水洗淨並泡軟後，切成絲備用；薑洗淨，切成絲備用。

3 把處理乾淨的排骨，以及事先浸泡一夜的芡實、蓮子和薏米一起放入燉鍋中，同時放入陳皮絲和薑絲，大火煮沸，改成小火燉 2 小時左右，待湯熟，加鹽調味即可。

功效解析：本品能補腎填精、益氣安神，對精神緊張、驚恐傷腎所致的早洩有較好的輔助調理作用。

Tips：脾胃虛寒者不宜食用芡實。

茼蒿羊肉片粉絲湯

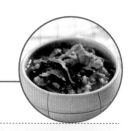

材料：茼蒿 200 克，羊肉片 100 克，粉絲 15 克，薑末、葱末、鹽各適量。

做法：

1 茼蒿擇洗乾淨，切段。

2 湯鍋置火上，倒油燒熱，炒香薑末、葱末，放入羊肉片翻炒至變色，加適量清水中火燒開。

3 在鍋中放入粉絲煮 3 分鐘，下入茼蒿煮至斷生，加鹽調味即可。

功效解析：本品能補腎壯陽、填精暖腰，適合性慾減退、小便清長症狀的腎陽不足型早洩者食用。

Tips：茼蒿辛香滑利，胃虛、腹瀉者不宜多食。

地黃棗仁粥

材料： 大米 60 克，熟地黃、酸棗仁各 30 克。

做法：

1　熟地黃、酸棗仁洗淨浮塵，放入砂鍋中，加適量清水煮開，小火煎煮 45 分鐘，取汁。

2　大米淘洗乾淨，放入鍋中，加適量清水和煮熟地黃、酸棗仁的煎汁，大火燒開後轉小火煮至米粒熟爛的稀粥即可。

功效解析： 本品能滋陰補腎、生津降火、養心安神，適用於早洩伴失眠心煩、咽乾、潮熱盜汗等症狀的心腎不交型早洩。

Tips： 熟地黃性質黏膩，有礙消化，脘腹脹滿者忌服。

鬚髮早白

鬚髮早白俗稱「少白頭」，是指在青少年或青年時期，頭髮過早變白的一種症狀。中醫認為：「腎主骨生髓，其華在髮」，「肝藏血」而「髮為血之餘」。當腎虛、肝血不足時，則頭髮失去內在的滋養而變白。

生活調養

1. 保持心情舒暢，睡眠要充足，不要過度緊張、勞累，這都有助於使頭髮烏黑有光澤。

2. 經常用十指按摩頭皮，可以促進頭部和全身的血液循環，能增強毛髮裏製造黑色素細胞的功能。

按摩調養

此套按摩方法能補肝益腎、改善血液循環，進而滋養頭髮，達到烏髮潤髮的目的，有效改善鬚髮早白。

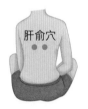

肝俞穴

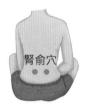

腎俞穴

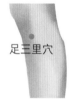

足三里穴

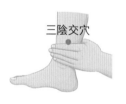

三陰交穴

❶ 用兩手拇指指腹旋轉按揉脊柱兩側的肝俞穴，持續10秒鬆手，然後再按揉，時間以5分鐘為宜。

❷ 用拇指指腹分別旋轉按壓左右兩側的腎俞穴各30次。

❸ 用圓珠筆的筆端或按摩棒尖端交替按壓左右腿上的足三里穴各3分鐘。

❹ 用拇指指腹分別按壓左右腿上的三陰交穴，先左旋按壓20次，再右旋按壓20次。

飲 食 調 養

1. 多吃些富含鐵、鋅、維他命 E 的食物，如動物肝臟、黑芝麻、核桃等，這些食物有助於使頭髮變黑。

2. 多攝入富含酪氨酸的食物，比如雞肉、牛肉、魚類、堅果類等，可促進頭髮黑色素的形成。

3. 常吃些黑豆、紫菜、海帶、木耳等黑色食物。

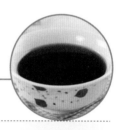

`滋養肝腎、烏須黑髮`

桑葚蜂蜜膏

材料：鮮桑葚 200 克，蜂蜜適量。

做法：

1 鮮桑葚洗淨，榨汁備用。

2 將桑葚汁用小火煮至黏稠時，加入蜂蜜適量攪勻熬至膏狀，每次 1 湯匙，日服 1 次，開水送服即可。

功效解析：本品能滋養肝腎、烏須黑髮，適用於腎陰虛引起的鬚髮早白。

Tips：桑葚不宜用鐵鍋煮製，會破壞營養，降低滋補功效。

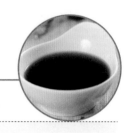

黃精首烏湯

材料：黃精 30 克，何首烏 15 克。

做法：

1 黃精洗淨，用冷水泡發 3 ～ 4 小時，備用。
2 何首烏洗淨，加 500 毫升清水，小火煎至 250 毫升。
3 將黃精和何首烏汁一同放入燉盅中，熬至黃精熟爛即可食用。

功效解析：本品能補腎氣，可調理腎虛引起的鬚髮早白、脫髮、早衰。

Tips：服用黃精時應忌酸、冷食物，以免降低其滋補功效。

滋腎益精、補肝養血

雞汁粥

材料：烏雞 1 隻（重約 600 克），大米 100 克，蔥花、薑末、鹽、胡椒粉各適量。

做法：

1 將烏雞去毛雜，洗淨，切塊，放入沸水鍋中。
2 煮至雞肉熟後，取雞湯與大米煮粥，待米燜熟時調入蔥花、薑末、鹽、胡椒粉，再煮一二沸即成。

功效解析：本品能滋腎益精、補肝養血，適用於精血虧損引起的鬚髮早白。

Tips：烏雞用砂鍋小火慢燉，煮出的湯汁更營養好喝。

何首烏黑豆粥

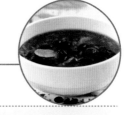

材料：黑豆、紅棗(乾)各 30 克，何首烏 20 克，大米 100 克，冰糖 30 克。

做法：

1 將何首烏、黑豆、紅棗、大米淘洗乾淨，去泥沙；冰糖搗碎。

2 將何首烏、紅棗、黑豆、大米同放鍋內，加適量水，置大火上燒沸。

3 用小火煮 45 分鐘，加入冰糖攪勻即成。

功效解析：本品能補肝腎、填精髓、烏鬚髮，適用於腎髓虧虛引起的鬚髮早白、枯乾。

Tips：綠心黑豆所含的花青素更多，營養功效更好。

男性不育

中醫認為「腎藏精，主生殖」，腎精虧虛是導致男性不育的重要原因，補腎是治療男性不育的重要方法。

生活調養

1. 少去桑拿房、蒸氣浴室等，以免高溫給精子造成傷害，還可能會抑制精子生成。

2. 宜戒煙，吸煙會使精子數量減少。

3. 多參加體育鍛煉，體育鍛煉能增強體質，增加精子的活躍程度，但應避免過於激烈或消耗體能的運動。

4. 避免接觸殺蟲劑及鉛、銅、錫等容易引起精子異常的化學元素。

按摩調養

此套按摩方法能補腎強精，對男性精子數量少、精子活動力差可起到輔助治療作用。

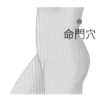
命門穴

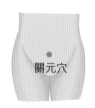
關元穴

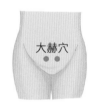
大赫穴

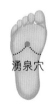
湧泉穴

❶ 用拇指按住命門穴，以感覺酸脹為度，揉動數十次。

❷ 兩手掌重疊置於關元穴上，稍加用力，然後雙手快速、小幅度地上下推動，震顫至局部有酸脹感。

❸ 用一手的食指指腹和中指指腹，同時按揉腹部左右兩側的大赫穴（肚臍下4寸，中線旁開0.5寸）3分鐘。

❹ 用指腹分別點揉雙足上的湧泉穴各5分鐘。

飲食調養

1. 多吃些鱔魚、泥鰍、海參、墨魚、芝麻、核桃等富含精氨酸的食物，精氨酸是精子形成的必需成分，能夠增強精子的活動能力。

2. 多補充富含鋅及優質蛋白質的食物，比如蠔、蝦、雞肉、魚肉、豬瘦肉、蛋類等，可促進精子的生成。

3. 少喝酒，大量飲酒會使精子質量下降。

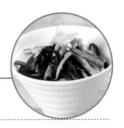

顯著提高精子活力

菠菜拌平菇

材料：菠菜 100 克，平菇 150 克，蒜泥、鹽、辣椒油各適量。

做法：

1 菠菜擇洗乾淨，焯水，過涼，瀝乾水分，切段；平菇去根，洗淨，撕成小朵，焯水，過涼，瀝乾水分；大蒜去皮，洗淨，搗成蒜泥。

2 取盤，放入菠菜、平菇，加蒜泥、鹽和辣椒油攪拌均勻即可。

功效解析：平菇和大蒜富含的硒元素能顯著提高精子活力，降低精子畸形率，從而提高生育能力。

Tips：焯燙菠菜時在水中加適量鹽和油，可使焯出的菠菜顏色嫩綠不發黃。

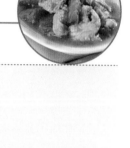

番茄炒蛋

材料：雞蛋 2 個，番茄 200 克，鹽、白糖各適量。

做法：

1 番茄洗淨，去蒂，切片；雞蛋磕入碗中，打散。

2 炒鍋置於中火上，放植物油燒熱，淋入雞蛋液炒熟，盛出。

3 原鍋留油燒熱，下番茄煸炒，放白糖，再倒入雞蛋同炒，加適量鹽調味即可。

功效解析：本品富含的番茄紅素能改善精子數目和活躍度，可使精子健康狀況明顯改善，有助於使女性成功受孕。

Tips：雞蛋炒得嫩一些，更容易消化吸收。

西蘭花燒海參

材料：即食海參 300 克，西蘭花 200 克，瘦豬肉 100 克，薑絲、葱花、醬油、生粉、麻油、鹽、白糖各適量。

做法：

1 西蘭花洗淨，切成小朵，焯熟；豬瘦肉洗淨，切絲，用醬油和生粉醃漬入味；海參開水中煮 5 分鐘。

2 油鍋燒熱，爆香葱花、薑絲，加鹽、白糖、醬油及海參，燒 10 分鐘，放入瘦肉和西蘭花再燒至熟，淋上麻油即可。

功效解析：海參富含的鋅可增強不育患者的生精功能，對少精、死精和精液不液化或精液液化差者有一定療效。

Tips：花蕾含苞未放的，是比較嫩的西蘭花。

枸杞紅棗雞蛋湯

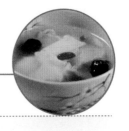

材料：枸杞子 20 克，紅棗 3 顆，雞蛋 1 個。

做法：

1 將枸杞子和雞蛋洗淨，紅棗洗淨去核。

2 將以上三味一起放於砂鍋內煮，蛋半熟去殼，再接着煮熟即可。

功效解析：本品含有的枸杞多糖可使男性血中睪酮含量顯著升高，從而改善生育能力，適用於精子畸形等引起的不育。

Tips：不宜用力搓洗枸杞子，以免營養成分流失，清水沖洗一下即可。

黃豆薏米糊

材料：黃豆、薏米各 40 克，蓮子 20 克。

做法：

1 黃豆洗淨，用水浸泡 10 ～ 12 小時；薏米用水浸泡 2 小時，洗淨；蓮子泡軟。

2 將全部食材放入豆漿機中，加水到機體水位線間，接通電源，按下「米糊」啟動鍵，20 分鐘左右米糊即可做好。

功效解析：本品能補腎氣、清熱利濕，可起到促進精子生成的作用。

Tips：薏米性微寒，炒至顏色發黃後用於烹調，能降低其寒性。

男人應知的補腎中成藥用法宜忌

六味地黃丸

成分：山藥、茯苓、熟地黃、山茱萸、澤瀉、牡丹皮。

功效：滋補腎陰。

用法：

✔ 適宜有頭暈、耳鳴、腰膝酸軟等症狀的腎陰虧虛者服用。

✘ 腎陽虛患者忌用；感冒發熱或腹瀉時忌用；痰多並伴有咳嗽者忌用；脾胃欠佳者慎用。

杞菊地黃丸

成分：枸杞子、菊花、熟地黃、山藥、茯苓、澤瀉、山茱萸（製）、牡丹皮等。

功效：滋陰補腎、養肝明目。

用法：

✔ 適宜有眩暈、耳鳴、畏光、迎風流淚、視物模糊等症狀的肝腎陰虧者服用。

✘ 服用此藥期間忌吃生冷、不易消化、酸澀的食物；感冒發熱時忌用。

知柏地黃丸

成分：知母、黃柏、熟地黃、山藥、茯苓、澤瀉、山茱萸（製）、牡丹皮。

功效：滋陰補腎、清熱降火。

用法：

✔ 適宜有口乾舌燥、耳鳴、潮熱盜汗、小便短赤、遺精等症狀者服用。

✘ 有畏寒、手腳冰冷、喜歡熱飲等陽虛症狀者忌用；風寒感冒患者忌用；此藥忌長時間服用，虛熱症狀消失應改用六味地黃丸。

麥味地黃丸

成分：麥冬、五味子、熟地黃、山藥、茯苓、山茱萸（製）、牡丹皮、澤瀉。

功效：滋腎陰、養肺陰。

用法：

✔ 適宜有潮熱盜汗、咽乾咳血、消渴等症狀的肺腎陰虧者服用。

✘ 服用此藥期間忌吃油膩、不易消化、辛辣的食物；感冒發熱時忌用。

金匱腎氣丸

成分：熟地黃、山藥、茯苓、牡丹皮、附子、山茱萸、澤瀉、桂枝。

功效：溫補腎陽。

用法：

✔ 適宜腎陽不足所引起的水腫、小便不利、畏寒肢冷者服用。

✘ 服用此藥期間忌吃生冷食物；感冒者忌用；腎陰虛者忌用。

五子衍宗丸

成分：枸杞子、五味子、車前子、菟絲子、覆盆子。

功效：補腎固精。

用法：

✔ 適宜腎虛精少、早洩、遺精、陽痿、不育、鬚髮早白者服用。

✘ 服用此藥期間忌吃辛辣食物；感冒者忌用。

左歸丸

成分：熟地黃、山藥、枸杞子、鹿角膠、龜板膠、牛膝、菟絲子、山茱萸。

功效：滋陰補腎、益精養血。

用法：

✔ 適宜有頭暈眼花、失眠、腰酸腿軟等症狀的腎陰不足者服用。

✘ 服用此藥期間忌吃油膩食物；感冒者忌用；脾虛泄瀉者忌用。

右歸丸

成分：附子、肉桂、鹿角膠、熟地黃、枸杞子、山茱萸、山藥、杜仲、菟絲子、當歸等。

功效：溫補腎陽、填精益髓。

用法：

✔ 適宜有畏寒、手腳冰冷、身乏神疲、尿頻尿急等症狀的腎陽不足者服用。

✘ 服用此藥期間忌吃生冷食物；有舌苔厚膩、小便赤黃等濕熱症狀者忌用。

濟生腎氣丸

成分：山藥、茯苓、肉桂、附子、熟地黃、牛膝、山茱萸、車前子、澤瀉、丹皮。

功效：溫腎、利水消腫。

用法：

✔ 適宜腎虛水腫、小便不利、咳嗽痰多者服用。

✘ 服用此藥期間忌吃高鹽及辛辣刺激性食物；有煩熱口渴、小便短赤、大便乾燥等症狀者忌用；急性腰扭傷、滑脫或椎關節脫位、腰椎骨折者忌用。

養腎藥酒自製配方

● 海馬酒

材料：乾海馬 50 克，白酒 500 毫升。

做法：將乾海馬放入無油、無水的乾淨泡酒瓶中，倒入白酒，加蓋密封，放在陰涼乾燥處，浸泡 2 天後即可飲用。

用法：每次服用 15 毫升，每天服用 2 次。

功效：本品能補腎助陽，適合陽痿、不育、腰腿疼痛者飲用。

● 女貞子酒

材料：女貞子 80 克，白酒 500 毫升。

做法：將女貞子搗碎，放入無油、無水的乾淨泡酒瓶中，倒入白酒，加蓋密封，放在陰涼乾燥處，浸泡一周後即可飲用。

用法：每次服用 20 毫升，每天服用 2～3 次。

功效：本品能補肝腎、強腰膝，適合頭暈目眩、腰膝酸軟、鬚髮早白者飲用。

● 金櫻子酒

材料：金櫻子 250 克，何首烏 100 克，黃芪、巴戟天各 80 克，黨參、黃精、杜仲各 50 克，枸杞子、菟絲子各 30 克，蛤蚧 1 對，三花酒 4500 毫升。

做法：將上述除三花酒以外的原料加工成小塊，放入無油、無水的乾淨泡酒瓶中，倒入三花酒，加蓋密封，放在陰涼乾燥處，浸泡半個月後即可飲用。

用法：每次服用 25 毫升，每天服用 2 次。

功效：本品能補腎固精，適合小便頻數而清長、遺尿、遺精、早洩者飲用。

● 生精酒

材料：九香蟲 25 克，枸杞子、韭菜子、五味子、菟絲子、女貞子、覆盆子、車前子、巨勝子、桑葚各 50 克，白酒 3500 毫升。

做法：將九香蟲放入無油無水的炒鍋中炒出香味，然後與除白酒以外的原料一同搗碎，放入無油、無水的乾淨泡酒瓶中，倒入白酒，加蓋密封，放在陰涼乾燥處，浸泡一個月後即可飲用。

用法：每次服用 20 毫升，每天服用 2～3 次。

功效：本品能補腎生精，適合少精者飲用。

● 白英磁石酒

材料：白英石、磁石各 25 克，白酒 500 毫升。

做法：將白英石和磁石打碎如綠豆大小，裝進乾淨的紗布袋中，紮緊袋口，放入無油、無水的乾淨泡酒瓶中，倒入白酒，加蓋密封，放在陰涼乾燥處，浸

泡一週後即可飲用。

用法：每次服用 20 毫升，每天服用 2 次。

功效：本品能溫腎養氣、安神鎮靜，適合腎虛耳聾者飲用。

● 螞蟻酒

材料：乾螞蟻 20 克，白酒 500 毫升。

做法：將乾螞蟻放入無油、無水的乾淨泡酒瓶中，倒入白酒，加蓋密封，放在陰涼乾燥處，浸泡一週後即可飲用。

用法：每次服用 30 毫升，每天服用 1 次。

功效：本品能補腎壯骨，適合腎虛腰痛者飲用。

● 助陽孕子酒

材料：陳皮、沙參、肉桂、牛膝、秦艽、附子、厚朴、石菖蒲各 20 克，乾薑、茯苓、白及、白薇、吳茱萸、細辛、防風、蜀椒各 40 克，白酒 5000 毫升。

做法：將上述除白酒以外的原料加工成小塊，放入無油、無水的乾淨泡酒瓶中，倒入白酒，加蓋密封，放在陰涼乾燥處，浸泡 15 天後即可飲用。

用法：每次服用 10 毫升，每天服用 1 次。

功效：本品能溫腎陽、調經孕子，適合性慾低下、不孕的女性飲用。

● 山藥酒

材料：鮮山藥 350 克，黃酒 2000 毫升，蜂蜜適量。

做法：將山藥洗淨，去皮，切片；砂鍋置火上，倒入 800 毫升黃酒煮沸，放入山藥片煮沸後，倒入剩下的黃酒，待山藥煮熟後，挑揀出山藥，待酒汁溫熱後加蜂蜜攪拌均勻，倒入無油、無水的乾淨玻璃瓶中，加蓋密封，放在陰涼乾燥處存放即可。

用法：每次服用 25 毫升，每天服用 2 次。

功效：本品能溫腎固精，適合腎虛、腎虧引起的性功能減退、房事後疲憊不堪者飲用。

● 黃精酒

材料：黃精 100 克，白酒 500 毫升。

做法：將黃精放入無油、無水的乾淨泡酒瓶中，倒入白酒，加蓋密封，放在陰涼乾燥處，浸泡四個星期後即可飲用。

用法：每次服用 10 毫升，每天服用 3 次。

功效：本品可益腎，能提高精子質量，改善精液液化不良等，具有提高男性生育能力的作用。

● 多味花香酒

材料：沉香、玫瑰花、桃花、梅花、薔薇花、韭菜花各 30 克，核桃仁 250 克，白酒 5000 毫升。

做法：將上述除白酒的以外的其他原料放入無油、無水的乾淨泡酒瓶中，倒入白酒，加蓋密封，放在陰涼乾燥處，浸泡一個月後即可飲用。

用法：每次服用 15 毫升，每天服用 2～3 次。

功效：本品能益腎固精、強陽起痿，可用於女性陰衰不孕、男性陽弱不育的調理。

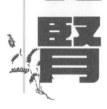

養生先養腎

調理臟腑精氣足

主編
陳豔

編輯
祁思　紫彤

美術設計
Nora

排版
何秋雲

出版者
萬里機構出版有限公司
香港鰂魚涌英皇道1065號東達中心1305室
電話：2564 7511
傳真：2565 5539
電郵：info@wanlibk.com
網址：http://www.wanlibk.com
　　　http://www.facebook.com/wanlibk

萬里機構

萬里 Facebook

發行者
香港聯合書刊物流有限公司
香港新界大埔汀麗路 36 號
中華商務印刷大廈 3 字樓
電話：2150 2100
傳真：2407 3062
電郵：info@suplogistics.com.hk

承印者
中華商務彩色印刷有限公司

出版日期
二零一八年十二月第一次印刷

本書之出版，旨在普及醫學知識，並以簡明扼要的寫法，闡釋在相關領域中的基礎理論和實踐經驗總結，以供讀者參考。基於每個人的體質有異，讀者在運用書中提供的方法進行防病治病之前，應先向家庭醫生徵詢專業意見。

本中文繁體字版經原出版者電子工業出版社授權出版，並在香港、澳門地區發行。